山崎晃資

発達障害と子どもたち

アスペルガー症候群、自閉症、そしてボーダーラインチャイルド

JN270327

講談社＋α新書
プラスアルファ

まえがき

最近、「自閉症・発達障害支援センター」が各地で設立されています。東京都の場合、嬉《き》泉《せん》・子どもの生活研究所に併設されていますが、そこを訪れる人たちの相談内容を聞いていると、さまざまなことを考えてしまいます。

発達障害があっても、適切な対応をされてこなかったため、ただただ不安を抱えている母親。どこに行っても、納得のいく診断・治療を受けられず、たらい回しのようにされて、ようやくここに紹介されてきた青年。患者数に対して、受け皿となる医療機関、療育機関があまりにも少ないのです。

とくに深刻なのは、思春期や成人期以降の人です。幼児期から学齢期までは、保健所、児童相談所、小児病院など、子どもの発達相談にかかわってくれる医療機関や相談機関はいろいろとあります。ところが、高校生以上になると、相談先はほとんどなくなります。けれど、そのころからが、本当に専門的な相談・支援が必要な時期になるのです。子どもとはいえ、体力的にも大人がかなわなくなってきますし、ときには反社会的行動に発展することがあるからです。

親はほとほとまいっています。相談に赴《おもむ》いても、ていよくかかわりを断られてしまい、途方に暮れているケースも少なくありません。現在の日本における「発達障害医療」のあまりの貧弱さに暗澹《あんたん》たる気持ちになり、ときには憤りさえ感じてしまいます。

そのような気持ちもあって、講談社からの原稿依頼をお引き受けしました。

発達障害の子どもをもつご両親、現場で奮闘《ふんとう》している先生方、現代の子どもの様子にこころを痛めている多くの人たちに、私なりになにか提言できるのではないかと考えたからです。

本書では、自閉症、アスペルガー症候群、さらに発達障害ではありませんがよく似た状態を示す注意欠陥／多動性障害やボーダーラインチャイルドの問題を中心に、私の臨床経験の一端を述べることにしました。症例は、プライバシーを侵さぬように注意し、エピソードに関する固有名詞はすべて書きかえてあります。これらのエピソードから、彼らの行動が、けっして反抗的なこころによるものではないことを伝えたいと思います。

自閉症やアスペルガー症候群の子どもたちは、あまりに過敏であるために、自らを外界から遮断《しゃだん》しなければ生きていかれない面があります。こうした子どもたちとつき合うときのコツは、彼／彼女たちの内的世界にどこまで近づいていけるかということです。言いかえると、自閉症の人々の内的世界を可能なかぎり理解し、私たちと異なる存在であるとみることをやめたときに、本当のつき合いが始まるのではないでしょうか。

先日、強度行動障害を示す自閉症の人々と真正面から取り組んでいるある施設を久しぶりに訪れました。私の目にはかなり重症な人たちにみえたのですが、彼／彼女たちは、外見からは想像もできないほどに内的世界が豊かで、話し言葉のレベルからは予測できないほどの理解力を有していました。きちんと、具体的に、ていねいに、繊細に教えられたことは、かなりのことまでできるようになるのです。

発達障害のある子どもは、子ども自身じつはたいへん困っています。悩みも深く、孤独です。周囲の大人は、あきらめず、絶望的にならず、そしてなるべく早く、子どもたちに向き合ってほしいと、こころから思います。

◉目次

第二章　少年犯罪の背景にあるものは

第三章　根源的な不安を抱えるボーダーラインチャイルド

編集協力　オフィス201
本文イラスト　めやお
図版デザイン　バラスタジオ

第一章　なんとなく変な子どもたち

変な日本語を話す外国人

不登校やいじめ、校内暴力、家庭内暴力、学級崩壊、非行、薬物乱用、摂食障害、援助交際……。現代の子どもたちのこころの不安は、さまざまな形であらわれています。一見、なんの問題もないような普通の子どもたちでも、そのこころの悩みは、従来の価値観や判断では解決しにくいものが多くなりました。

私は児童精神科医として、子どもたちのこころの病《やまい》と発達を見続け、また、中高一貫教育の学校の校長として多くの子どもたちと接してきました。そのなかで、今までの精神医学的な診断分類には当てはまらないような子どもが増えているように感じています。子どもたちの言葉やふるまいを知れば知るほど、私たちとは違う文化に生きているのではないかと感じてしまい、違和感を覚えます。

それは、毎朝、校門でも実感します。

「おはよう」

私は、登校してくる一人ひとりの生徒に、あいさつをしています。しかし、元気にあいさつを返してくれるのは、三分の一ほどの子どもたちにすぎません。残りの子どもたちは、うつむいて小さな声であいさつらしきものをしていくだけです。なかには黙って通り過ぎる子どももいます。斜《しゃ》にかまえているのでしょう。黙っていく子どもには、「君、君」と呼び止めて、あいさつをします。

私の学校は、地域のなかでも評判がよく、きちんとした子が多いと思います。それでもこの状況なのですから、社会全体の様子は推《お》して知るべしでしょう。

表情をみていると、朝から疲れきっているように感じる子どもがいます。深夜までインターネットをしたり、音楽を聴いて過ごし、生活リズムが乱れているのでしょう。人間も動物ですから、朝、太陽の光をたくさん浴びると、脳の真ん中にある松果体《しょうかたい》という核からホルモンが分泌《ぶんぴつ》され、昼に活動し、夜には休むという生活リズムを整えます。一日中薄暗い部屋のなかに閉じこもっている子どもは、生活リズムが乱れ、いきいきと活動ができないまま、さらに閉じこもるという悪循環に陥っていきます。

現代の子どもたちのヘンテコぶりは、言葉づかいで感じることができます。同世代の子どもたちだけに通じるような言葉を、つぎからつぎへとつくりだしているだけではありません。言葉はたしかに日本語を話しているのですが、まるで日本語の上手な外国人のように、言葉のニュアンスがどこか違うのです。

修学旅行で沖縄に行ったときのことです。マーケットで数人の男子生徒と一緒になりました。

「先生、これなに?」

ある生徒が、豚肉を煮た料理の包みを手にしました。

「これは、ラフテーといって、沖縄の伝統食なんだよ」

「うまいっすか?」

「なかなかうまいよ」

私がそう言うと、その生徒はごく自然に、「じゃ、先生、買って」と言いました。意外な言葉に私は戸惑いました。生徒から言われたからといって、校長が生徒にものを買ってやっていいのだろうかと迷いましたが、せっかくマーケットで一緒になったのだから買ってやることにしました。

修学旅行から帰って何日かしたころ、その生徒が校長室を訪ねてきました。「先生、おみやげ」と、菓子折りらしき包みを出しました。

「どこのおみやげ?」

「沖縄」

私は絶句しました。彼は、ラフテーのお礼のつもりなのでしょうが、なにか常識とずれています。「おみやげというのは、先生が旅行に行っていなくて、君たちが旅行先から買ってきてくれたものをおみやげというのであって、これはおみやげとはいわないんだよ」私の説明に対し、彼は「いや、これは仁義です」と返事をします。まったく話がかみ合っていません。

また、こんな例もあります。五人ほどの生徒が校長室に入ってきて、突然、「先生、話があります」と言いました。学生や生徒に「話がある」と言われると、とくに私たちの年代は緊張し身構えます。一九七〇年前後の学生紛争かまびすしいころ、北海道大学医学部では放水と投石が入り乱れ、学校側と学生との緊張状態がつづいていました。精神科医局の助手であった私は、「話がある」と言う学生に取り囲まれた経験もあります。

だから、高校生から「話がある」と言われたとき、ただごとではないと感じました。生徒たちをソファーに促し、話を聞く態勢をつくりました。彼らは少し恥ずかしそうにしながら、「部活のことなんですけどー、釣り部をつくりたいと思ってー」と切り出しました。拍子抜けしました。

たしかに、彼らには「話」があったのですが、それは通常「相談があります」とか「お願いがあります」と切り出すべきもので、「話がある」というのとはまったく意味が違うということを理解していません。私は、新しい部をつくる場合の手続きの方法を説明しながら、子どもたちにこういう場合の話の仕方を教えたのですが、彼らはなにを言われているのか、わからないようで、キョトンとしています。

私は、子どもたちが使う言葉に対して感じる違和感はなんだろうか、と考え込みました。言葉と言葉のもつニュアンスが通じない、まして〝言外の意〟なども伝わらない、コミュニケーションがとれない、コミュニケーションの障害が起こっているのです。少なくとも子どもたちが使っている言葉を、私たちの世代が使っている意味でとらえるのは誤解のもとになることがわかりました。

万引きは「悪いことではない」

犯罪に対する子どもたちの意識も、注目すべきものがあります。

二〇〇四年に東京都がおこなった万引きに対する意識調査では、「万引きはたいした問題ではない」と答える子どもが二十数パーセントいました。約五人に一人の子どもが、自分の友人が万引きをしてもさほど問題ではないという感覚でいるのです。驚くべきことです。

万引きについての意識

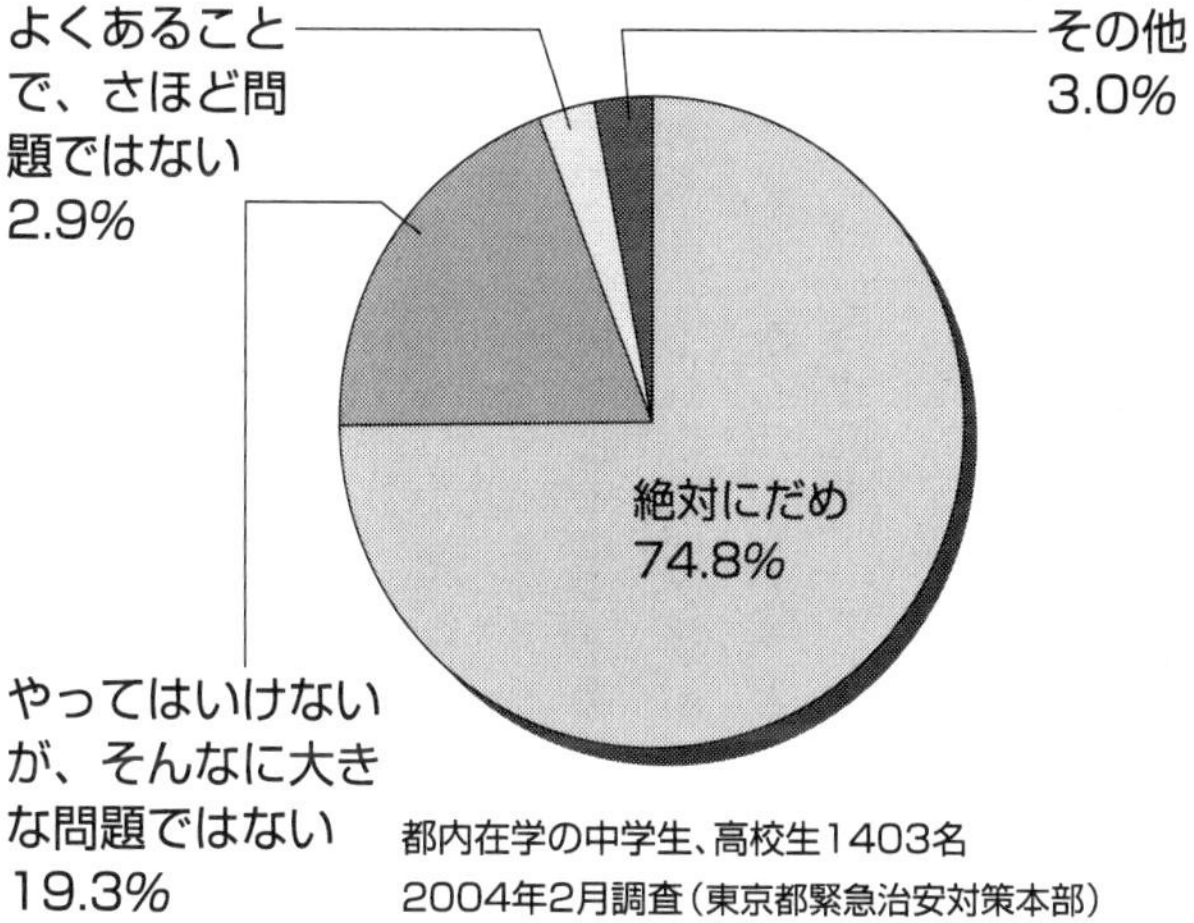

都内在学の中学生、高校生1403名
2004年2月調査（東京都緊急治安対策本部）

万引きをする理由は、「品物がほしい」をトップに、「お金がない」「ストレス解消」「度胸試し」「簡単にできる」という順になっています。なぜ、子どもたちの罪の意識は低下してしまったのでしょうか。

子ども時代というのは、いたずらをするものです。ふり返ってみると、私自身もさほど品行方正な子どもではなく、母のエプロンのポケットから小銭をこっそりと失敬して、駄菓子屋に行ったのをみつかり、ひどく叱《しか》られた経験があります。

しかし、この経験もけっしてむだではなかったと思います。子どもは、いたずらをして叱られたという経験を積み重ね、なにが許され、なにが許されないかを覚えていくのです。今の子どもたちは、叱られるようなことを最初からしないし、してもきちんと叱られていないように感じます。

罪の意識の低下は、子どもだけを責めることはできません。子どもが万引きをしたという連絡を受けた親の多くが、まず口にするのは「申しわけありません」という謝罪の言葉ではなく、「おいくらですか?」という言葉です。金銭で弁償すれば解決するという現代の親の価値観をよくあらわしています。「銀行振り込みでもいいですか」と尋ねる親もいるそうですから、驚きます。

駅前の放置自転車を勝手に乗りまわし、学校の前などに乗り捨てていく子も少なくありません。もちろん、これも犯罪ですが、子どもたちには罪の意識はありません。「もともと駅前に捨ててあったからいいんだ」という感覚なのです。

人のものを盗むのは犯罪、拾ったものは警察に届ける、そういう普通の感覚を習得している子どもたちはいったいどのくらいいるのでしょうか。前の例のように、まず親に罪の意識がないのでは、注意などするはずがありません。たとえわかっていたとしても、下手に注意すると、逆ギレした子どもになにをされるかわからないと思ってしまう大人も少なくないでしょう。

友だちとはけんかをしない

子どもたちの友だちづき合いは、きわめて表面的です。人に対して非常に用心深く、本音をさらけ出すような、口論やとっ組み合いのけんかなどはめったにしません。けんかをするのが不安なのです。けんかをすると、もう二度と元の関係に戻れない、戻し方がわからないのでしょう。若い学生たちは、お酒を飲んで顔が赤くなるのを人にみられるのが恥ずかしいとさえ言います。いかに少ない酒で、早く酔っぱらうかを競い、友人と議論を闘わせた私たちの学生時代とは隔世の感があります。

彼らがけんかを避けるのは、けんかをした後の関係の修復の仕方を含めて、けんかのルールをおぼえていないからだと思います。けんかのルールは、どの程度の攻撃なら相手に自分の力をみせつけ、なおかつ仲直りができるか、といった目安であり、社会的な人間関係を築くうえで大切な基本です。

子ども時代の私は、学校から帰ると、冬は毎日、雪合戦に明け暮れていました。北海道の雪はサラサラで、なかなか大きい雪玉をつくれず、これを固めるために苦心します。子どもたちの間では、雪玉の固め方ひとつにもルールがありました。すなわち、雪に息を吹きかけて固めるのはいい、しかし、雪に水を加えてベチャベチャにしたものを、一晩おいて使うのは危険なのでやってはいけない、というものです。

このルールはガキ大将的な先輩に厳しく教えられ、破ると仲間から殴《なぐ》られるという罰を受けました。こうしたルールは、雪合戦だけでなく、さまざまな遊びのなかにも友だち同士のつき合いのなかにもありました。

現代の子どもたちは、きょうだいの数が減り、地域で遊ぶことも少なくなりました。仲間同士でけんかになりそうになっても、すぐに親が介入し、けんかをやめさせてしまいます。そのため、子どもたちは校則やスポーツ少年団の規則といった、大人からのお仕着せのルールは知っていても、自分たちの経験でつくり出したルールはもち得ないのです。

カッと怒りがわき出したとき、衝動にまかせて相手を攻撃してしまうのは、どこまでならやってもいいのかというルールが体に染みついていないからです。知識としては頭に入っているけれど、体験からおぼえたわけではないので、とっさのときに体が反応しないのです。ルールを知らない者同士のけんかほどおそろしいものはありません。

そのためか、けんかの相手は常に自分より弱い相手です。自分より強い人には絶対に仕掛けません。そして、やったらパッと逃げてしまいます。これはもはや、けんかではなくいじめです。

知らない人にはいきなりキレる

友だちづき合いでは、一見、平和的にふるまう子どもたちも、突然、凶暴な牙《きば》を剝《む》くときがあります。いわゆる「キレる」子どもです。

以前、私はこんな体験をしました。友人と会食した帰り、友人をタクシー乗り場まで送ったときのことです。タイミングよくやってきた空車に、友人は乗り込もうとしました。すると、一〇メートルほど離れたところにいた十数人の若者のグループが、大声を上げながら殴りかかってきました。突然のことで、私たちはなにが起こったのかしばらく理解できませんでしたが、彼らの言い分を聞くと、「おれたちがタクシーを待っていたのに、お前が割り込んだのは許せない」ということでした。

常識的にみて、タクシーを待っているなら、待っているなりの並び方や場所があるはずですが、彼らにはそれが通用しないようです。なおも友人を攻撃するので、私は「まあ、まあ」と間に入りました。すると、彼らのひとりが「お前は態度がでかい」と矛先《ほこさき》を私に変えてきました。そして、「名刺を出せ」と言うのです。おかしなことを言い出すなと思いましたが、こちらとしては名前を出してもなにも恥じるところはありません。よほど名刺を出そうかと思ったところ、グループのなかで酔っていなかったらしい女性が「やめなさい」と間に入り、その場は収まりました。

また、電車のなかで、高校生くらいの男女が仲良くみつめ合っている光景をよくみかけます。お互いにやさしい顔をして、二人の世界に浸《ひた》っています。周囲の人たちが目のやり場に困っていることなど、まったく意に介しません。しかし、電車が混んできて、乗り降りする乗客が混雑のために二人の肩などにぶつかったりすると、突然、やさしい顔が憤《ふん》怒《ぬ》の表情に変わります。自分たちの世界を邪魔された、邪魔するものは敵だ、と言わんばかりに。

ほんの少し体がぶつかっただけ、それも混んだ電車のなかでのことなのに。ささいなことをきっかけにキレる子どもが増えています。

気持ちを表現する言葉を知らない

キレるという状態は、医学的にいうと、「不満や怒り、不安の感情がわき出たときに、衝動をコントロールすることができず、状況に合った行動ができなくなる状態」をいいます。カッとなり、いわゆる頭に血がのぼった状態が抑えられなくて、いきなり暴力的になるのですが、自分がなにをしようとしているのか、本人にはみえなくなっています。非常に危険な状態です。

衝動のコントロールがうまくできない背景にあるものは単純ではなく、さまざまな要因が絡み合っています。表面的なことだけをみていては、なかなかつきとめられません。くわしくは第二章で述べますが、なかには、こころの発達に問題がある子もいます。あるいは、親とのかかわりのなかで歪《ゆが》んだ性格になっている子ども。うつ病や統合失調症、強いストレスを受けた後に起こるＰＴＳＤ（外傷後ストレス障害）など、こころの病をもっている子だったとも考えられます。最近では、覚醒剤《かくせいざい》などの薬物を使用しているためにキレやすい状況にある子も増えています。

しかし、そうした背景があるからといって、そういうときにみな必ずキレるというわけではありません。周囲の大人たちがどんな対応をするかによって、いくらでも防ぐことができます。どうも私がみるところ、子どもがキレてしまうのは、親や教師が、しつこく注意するなどの対応をしたときに多いようです。

家庭内暴力をふるうある子どもは、母親に何度も同じことをしつこく言われた場合にキレるといいます。しかも母親が泣く。子どもは、やってはいけないとはわかっていながら暴れています。そういうとき、母親に泣かれると本当につらいといいます。「つらい」という気持ちを言葉にして母親に伝えられたら、もっと違う展開になると思うのですが、彼は泣く母親にキレ、「うるさい」「おまえがそういう顔をするから」「あっちへ行け」などと反抗的な態度に出てしまうのです。

キレやすい子どもたちのこころを私なりに推測してみると、なにか漠然とした不安を抱え込んでいるように思えます。彼らは基本的に人を信じることができないため、人に対して用心深く、いつも周囲に対してピリピリと神経をとぎすましています。

自分のことをわかってもらいたいけれど、複雑な気持ちを表現するのが下手。相手の気持ちを読みとろうとすることも苦手。漠然とした不安を抱えながら、キレる寸前のところまで追い込まれているのは、けっして一部の子どもだけではないでしょう。

赤ちゃんに話しかけない母親

一方、現代の親にも、奇妙な現象がみられます。保育園の先生たちの集まりで聞いた話なのですが、赤ちゃんに話しかけない若い母親が増えているというのです。赤ちゃんは、言葉を話すことができません。だから、言葉の通じない赤ちゃんに話しかけてもむだなのだと考えて、話しかけないのだそうです。

非常に合理的な考え方ですが、おむつを交換するときも、授乳するときも、黙って赤ちゃんに接する母親の姿は、奇妙な感じがします。「おむつ換えましょうね」「ミルクの時間ですよ」「あら、困ったわね」などと、なにをするにも、母親は独り言のように話しかけているものです。

また、赤ちゃん言葉を使わない親も増えています。赤ちゃんを一人の人間として尊重するから、きちんとした言葉で語りかけたいという考え方によるのでしょうか。しかし、赤ちゃん言葉は、赤ちゃんの注意を引きつけるために、やや声も大きく、ある言葉を強調して話すよう無意識のうちに工夫されています。日本語では「赤ちゃん言葉」ですが、英語では「母親言葉」(motherese) というのはこのためでしょう。

赤ちゃんは、母親などからあやされて笑うようになるのは、生後二、三ヵ月ごろからです。それ以前の笑いは、刺激が脳を介して顔の筋肉を収縮させたもので、周囲とのかかわりとは関係がありません。これを自発的微笑といい、ある学者は「しかめ顔」と呼んでいます。

ところが、母親が日々のかかわりのなかで、言葉や動作で赤ちゃんの注意を引きつけ、赤ちゃんの反応をみながら、タイミングを合わせるようにして話しかけていくと、赤ちゃんはしだいに話しかけると笑うようになります。これを社会的微笑（social smiling）といいます。

これは、赤ちゃんが人間関係を築いていくのに大切な、「相互交渉」の出発点でもあります。相互交渉とは、お互いに相手の反応をみながら、コミュニケーションを交わしていく関係をいいます。そのタイミングがぴったり合うと「同調性が高い」ことになります。

相互交渉は、「同調性の高い関係」で成立します。つまり親子のコミュニケーションは、母親と赤ちゃんとの息がぴったり合ったところに、はじめて生まれるわけです。母親がやさしい笑顔で温かい声をかけながら赤ちゃんの目をみつめ、肌に触れ、赤ちゃんも声をかけた母親をみつめ、目と目を合わせてにっこりする。そこに高い同調性が生まれます。

ですから、赤ちゃんが返事をしないからといって、黙々とおむつを交換し授乳する母子関係は、同調性が高いはずがありません。親子のコミュニケーションの歯車はかみ合っていないのです。同調性が悪く、温かな気持ちのやりとりがない状態です。

ただし、注意してください。同調性が悪い場合でも、親は、一生懸命に赤ちゃんの世話をしているつもりなのです。しかし、その気持ちは赤ちゃんには通じていません。その赤ちゃんがやがて思春期を迎えたとき、親と子が本音で話し合える関係になっていると考えるほうが不思議です。

赤ちゃんからの返事は、声だけでなく、動作や表情から読みとってほしいと思います。これは赤ちゃん時代だけでなく、ずっと同じこと。子どもの示す「言外の意」をくみとってやってください。

子どもを叱らない親、叱れない親

今の親は、子どもを叱ることができないように思えます。あるいは叱ることが下手といってもいいでしょう。

多くの親が子どもを叱らない理由のひとつは、子どもを叱ったとき、どんな反応が返ってくるかわからないというものです。強く叱って、子どもが道を逸《そ》れたら困るということもあるでしょう。

子どもの家庭内暴力で悩む多くの親たちは、「できることはできる」「だめなことはだめ」とはっきり言うことさえできず、子どもの要求を黙認したり、怒らせないように気を使って生活しています。その一方で、ひとたび子どもを叱り出すと、感情的になって、くどくどとしつこく、子どもの気持ちを無視したような叱り方をする親もいます。

そんな叱り下手な親を、子どもたちは冷ややかにみています。親が叱ることを自分への愛情ととらえることは珍しく、むしろ「被害」を受けたととらえている場合があります。家庭内暴力をするようになった中高生たちに、なぜ親に乱暴をするのか理由を聞くと、ほとんどの子どもたちが「恨《うら》みがある」と口をそろえて言います。そして、「幼稚園のときに、おやじに殴られた」「小学校のときに、先生から体罰を受けたのに、親はなにもしてくれなかった」など、これまで受けてきた〝被害〟を並べ立てるのです。

しかも、すべての〝被害〟に値段がついていて、その総額を損害賠償として親に請求する子どももいます。親に殴られたのは三〇〇〇円、学校の先生に殴られたのは一万円、ある男の子の計算によると、親からもらうお金が七〇万円になると言い、いますぐ返せと暴れます。ある女子中学生は、親に一二〇万円の被害を受けたと言いながら、実際には二〇万円を請求するそうです。なぜ、被害額より大幅に低い二〇万円なのか、その理由を聞くと、「うちの経済状態では、それが精一杯」と、妙に冷静な答えが返ってきました。

日本の子どもは絶滅危惧種《ぜつめつきぐしゅ》なのか

こうした奇妙な親と子の姿はなにを意味しているのでしょうか。親は子どもを育てなが

合計特殊出生率の推移

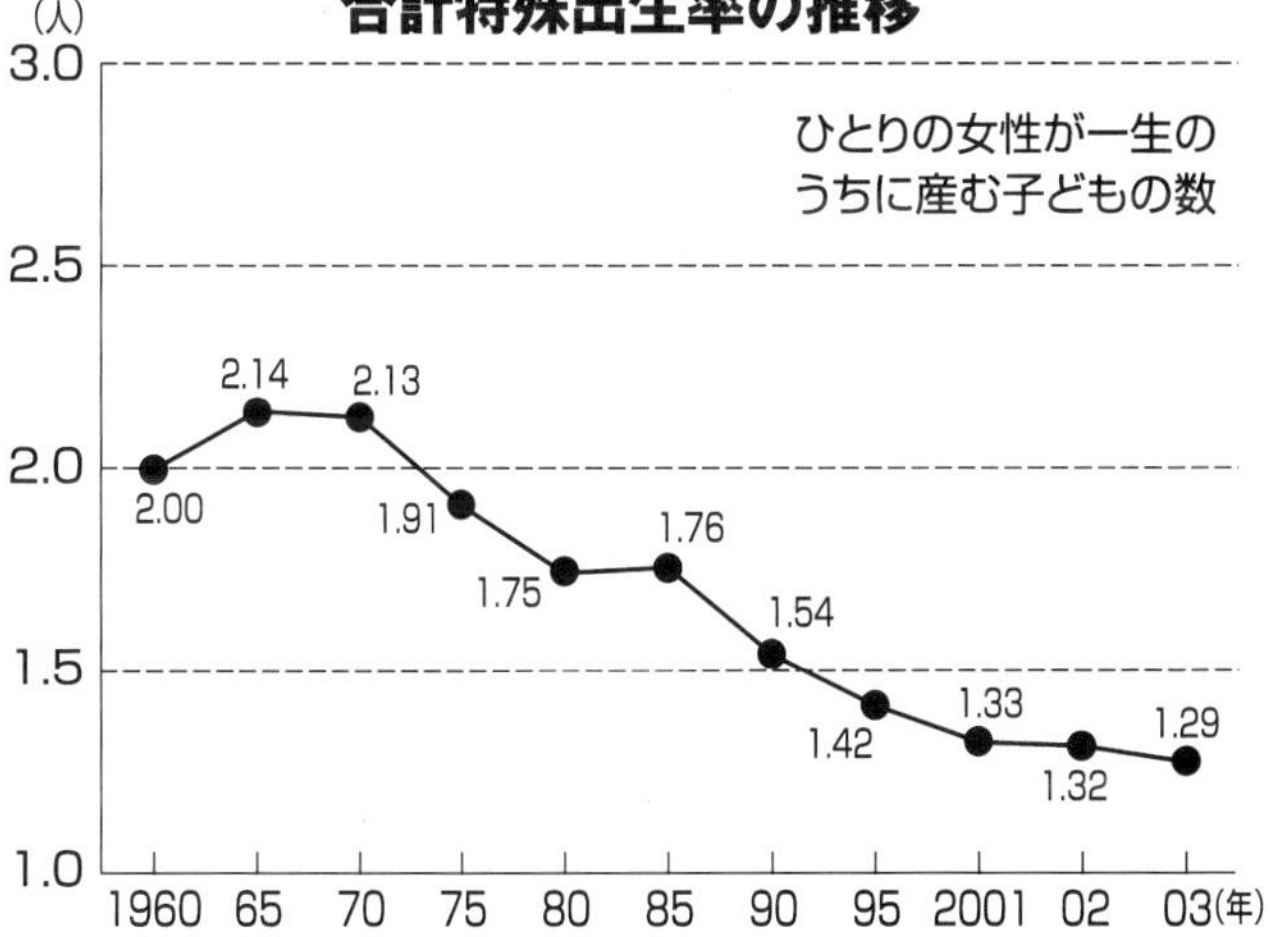

厚生労働省「人口動態統計」

ら、確実に次世代へと伝達しているものがあります。これを「世代間伝達」といいます。赤ちゃんに話しかけない母親に育てられた子どもが、やがて思春期を迎えたとき、どんな問題があらわれるのでしょうか。その子はどんな親となり、その親に育てられた子はどんな人間に成長していくのか、問題はつぎの世代へと累積していきます。

　日本では、少子化が進み、女性が一生のうちに産む子どもの数を示す合計特殊出生率は、年々低下していきます。合計特殊出生率が二・一〜二・二なければ、現在の人口を維持することはできません。一・四二に低下した一九九五年の推計では、一〇〇年後、日本の人口は半減し、江戸時代に近い四九〇〇万人になると推定されました。五〇〇年後には三〇万人に減り、縄文時代の人口と同程度になります。さらに一〇〇〇年後には五〇〇人、一五〇〇年後には約一人です。

佐渡島《さどがしま》の特別天然記念物トキは、学名を「ニッポニア・ニッポン」といいますが、まさに日本の子どもを象徴しているように思えます。そして、二〇〇三年の合計特殊出生率はさらに一・二九にまで下がりました。

世界には、戦争や災害、飢餓などによって、悲惨な生活を強《し》いられている子どもたちがおおぜいいます。その一方で、平和で豊かな日本の子どもたちが抱えている問題は、ある意味でもっと根深いような気がしてなりません。

第二章　少年犯罪の背景にあるものは

少年犯罪は、戦後第四のピーク

少年犯罪がさかんにマスコミでとり上げられ、大きな社会問題となっています。一九九七年に神戸で起こった「酒鬼薔薇聖斗《さかきばらせいと》」と名のる中学三年生の少年が起こした小学生連続殺傷事件は、社会に大きな衝撃を与えました。記者会見で警察が容疑者の発表をしたときには、本当に驚いたものです。

驚きはそれだけではすみませんでした。佐賀のバスジャック事件、長崎の幼児誘拐殺害事件、豊川《とよかわ》の主婦殺害事件、岡山の金属バット殺傷事件、新宿のビデオ店爆発事件、佐世保《させぼ》の小六女児殺害事件、寝屋川《ねやがわ》の教員殺傷事件……ここ数年でもすぐにこれだけ思いつくほど、次々と少年・少女による事件が発生しています。

新聞やテレビでこういった事件を報道するとき、最近の少年犯罪は「低年齢化」「凶悪化」が特徴だと騒ぎ立てます。しかし本当に、マスコミがいうほど、犯罪が「低年齢化」して、さらに「凶悪化」しているのでしょうか。というのは、戦後の少年犯罪の起こり方をみると、最近はとくにひどい状況だ、とはいえないようなのです。

日本の少年犯罪は、戦後から現在までに、三つのピークがありました。

第一のピークは、戦後間もない一九五一年。終戦直後のそのころ、社会はまだ混乱しており、巷《ちまた》には貧しい人々があふれていました。その貧しさゆえ、窃盗《せっとう》の犯罪が目立っていたのが特徴です。

第二のピークは、高度経済成長まっただなかの一九六四年。社会が大きく変わっていく時期で、このころの犯罪の特徴は、低年齢化、性犯罪の増加、睡眠薬遊びなど、現実から逃避するような傾向があるといわれました。

第三のピークは、一九七八年。価値観が多様化し、なにがよくてなにが悪いのかがあいまいになってきた時期です。共働き夫婦が増えるとともに家庭も変化していきました。子どもに高学歴をつけさせようと、ママゴンなどといわれるような教育ママがあらわれる一方で、校内暴力が多発し、学校が荒れていた時期です。先生に暴力をふるう子どもも少なくありませんでしたし、ガラス窓のほとんどが割れていた学校もありました。このころの特徴は、犯罪の機会が増えたことです。

そして、現在、第四のピークを迎えようとしています。一九九六年から検挙される子どもの数が増えています。

しかし近年の少年犯罪の特徴は、どうやら、凶悪化や低年齢化ということではないようで

凶悪犯（うち強盗）少年の検挙人員

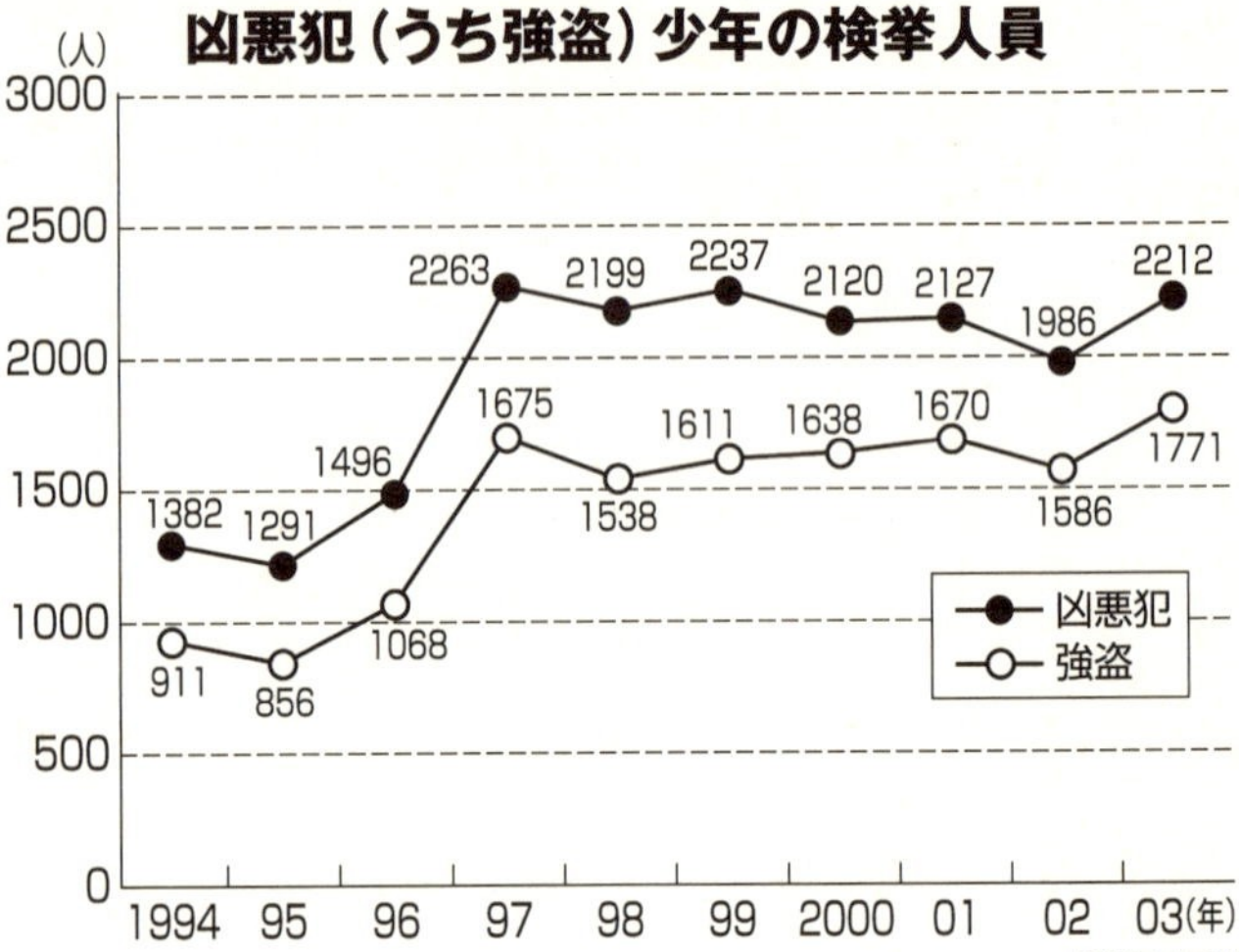

「警察白書」

す。むしろ、これまで社会や学校では目立たなかった普通の子、あるいは勉強のできるいい子が〝突然変異〟する事件が目立っているのです。「キレる」という言葉も定着しています。犯罪の動機も、その少年のひとりよがりの思考や、周囲にはよく理解できない理屈に基づいたものばかりです。

不可解な子はアスペルガー？

子どもたちのこころの〝不可解さ〟への答えのひとつとして、アスペルガー症候群という発達障害に、スポットライトが当てられるようになりました。豊川市で主婦殺害事件を起こした高校生（一七歳）や、長崎市で幼児を誘拐し、駐車場のビルからつき落として殺した中学生（一二歳）、子どもではありませんが、ＡＮＡ機をハイジャックし機長を殺害した三〇代男性は、精神鑑定の結果、アスペルガー症候群と判定されたとされています。

その後、さまざまな事件があるたびにアスペルガー症候群の名がささやかれています。そのため、「不可解な事件＝アスペルガー症候群」ひいては「アスペルガー症候群＝犯罪」であるかのような風潮が濃くなってきたように思います。

先に結論を言ってしまいますと、発達障害と犯罪は直接的な因果関係はありません。まったくの誤解なのです。

アスペルガー症候群とはどのような障害なのかを説明する前に、まず、一般にその名が知られるようになったきっかけの、豊川市の主婦殺害事件を簡単に紹介しておきましょう。

「人を殺す経験が必要だった」

事件は、二〇〇〇年五月一日の夕方に起こりました。少年は、近所のたまたま「玄関が少し開いていた」家に侵入し、主婦（六五歳）を殺害、夫（六七歳）の首を切りつけました。翌日、逮捕された少年は、犯行の動機について、なんと「人を殺す経験をしようと思った」

と語りました。被害者を殺害の対象に選んだ理由については、「玄関が少し開いていたので、ここにしようと思った。若い未来のある人は（殺人の対象にしては）いけないと思った」と淡々とした様子で語ったとされています。

これが犯罪の動機とは、腑《ふ》に落ちません。命に対するなにか基本的なものが欠落しているのではないかと思えるような発言です。

このような大事件を起こした少年は、どんな生い立ちだったのでしょうか。名古屋家庭裁判所による「保護処分の決定理由」をみても、犯罪に結びつくような育ち方をしていたとは思えませんでした。少年は、幼児期に両親が離婚し、母親がいなくなったため、祖父母や父親に育てられました。まわりの大人とこころの交流が、やや足りないような印象もありましたが、そのことが少年のこころに負の影響を与えることはなかったとされています。

平穏な生活を送っており、これまで非行歴はもとより問題行動を起こすこともありませんでした。学校の友だちともごく普通のつき合い方をしてきました。学校の成績はトップレベルで、高校在学中は、とくに理数系教科がよくできました。まわりの人は、彼がそれほど偏《かたよ》った性格とは感じられなかったといいます。その彼がなぜ、突然、残忍な殺人を犯さなければならなかったのでしょうか。

じつは、少年のこころのなかで、ひとつの関心が膨《ふく》れ上がっていたとされています。「人の死」への関心です。その関心は事件を起こすはるか以前から芽生《めば》え、しだいに「人を殺すということはどういうことか」「人の死をみてみたい」という思いに発展していきました。彼には、一度決めたことはやりとげなくてはならないという思考癖《しこうへき》があり、「人の死をみてみたい」という暗い計画へと自分を追い込んでいくことになりました。

それでも、部活動のテニスに打ち込むなどして、「人の死」への関心を紛《まぎ》らわすことができていましたが、テニス部を退部したことで、こころに空白が生じ、殺人体験への決意が急速に固まっていったとされています。

少年は、調べに対して「殺人は社会的にいけないことや、家族に迷惑をかけることは考えたし、わかっていた。それとは違う次元で、自分には殺人を体験することが必要であった」と供述しています。検察側は、少年の精神鑑定の結果、「殺人犯になってみたいという願いに基づく『殺人のための殺人』あるいは『退屈からの殺人』であり、典型的な『純粋殺人』」と位置づけました。これを不服とする弁護団側は再鑑定を要求。その結果、名古屋家裁は少年を「アスペルガー症候群」と判断し、医療少年院に送ることを決定しました。

この事件をきっかけに、アスペルガー症候群は犯罪と結びつくかたちでマスコミでとり上げられるようになりました。
動機はたいへん不可解ですが、だからといって、不可解な犯罪がみなアスペルガー症候群の子どもによるものではありません。だいたい、犯罪までに至らなくても、キレる子どもたちの背景には、どのような要因があるのでしょうか。いくつかあげてみます。

---

①気質として、育てにくい子ども
②ボーダーラインチャイルド（第三章参照）
③神経症的発症、心身症
④発達障害
a 特異的発達障害（学習障害＝LD）
b 広汎性《こうはんせい》発達障害（自閉症、アスペルガー症候群）
c 精神遅滞（知的発達障害）
⑤注意欠陥／多動性障害（AD／HD）
⑥統合失調症、うつ病などの精神病
⑦外傷後ストレス障害（PTSD）。など

このように、アスペルガー症候群をはじめとする発達障害もその要因のひとつです。ただし、「発達障害＝キレる」というわけではなく、全体のなかのほんの一部の要因にすぎません。まして、それが犯罪に結びつくのはごくまれなケースといってもいいでしょう。

名古屋家裁も「不幸にして犯罪行為を犯してしまったが、発達障害者（アスペルガー症候群など）が犯罪を犯す危険性はきわめて低く、それ自体に犯罪を誘発する要因は認められない」と明言しています。

発達障害といわれる子どもたち

では、アスペルガー症候群をはじめとする発達障害とは、どんな障害なのでしょうか。「発達障害」とは、子どもが成長とともに発達させていく知能や精神活動、運動機能などが、なんらかの理由で遅れたり、障害されたりすることをいいます。

発達障害には、先にあげたように、a特異的発達障害、b広汎性発達障害、c精神遅滞があります。これはアメリカ精神医学会が一九八〇年に発表した診断分類によるものです。

a特異的発達障害は、一般には学習障害（ＬＤ）というほうがわかりやすいかもしれませんが、「特定の技能領域の獲得の遅れまたは失敗」のあるものです。文字や数字の理解、運動など、あるひとつのことが極端にできないような障害です。

b広汎性発達障害とは、「多様な領域における発達の質的な歪《ゆが》み」のあるものです。広い範囲にわたって歪んでいる障害で、自閉症とアスペルガー症候群が含まれます。

c精神遅滞とは、認知、言語、運動、社会的技能において「全般的な遅れ」のあるものです。

これらの三つの発達障害のうち、知的機能が正常範囲（おおむねIQ八〇以上）にあるような場合を「いわゆる軽度発達障害」ということがあります。〝いわゆる〟とつけたのは、軽度発達障害には明確な規定がないためです。軽度発達障害は、さまざまに誤解されています。ここできちんと整理しましょう。

軽度発達障害は次の三つになります。

---

a特異的発達障害（学習障害＝LD）
b広汎性発達障害のうち知的レベルがさほど低下していない自閉症（高機能自閉症といいます）、アスペルガー症候群
c精神遅滞のうち、知的レベルがさほど低くない境界レベル

軽度発達障害に含まれるもの

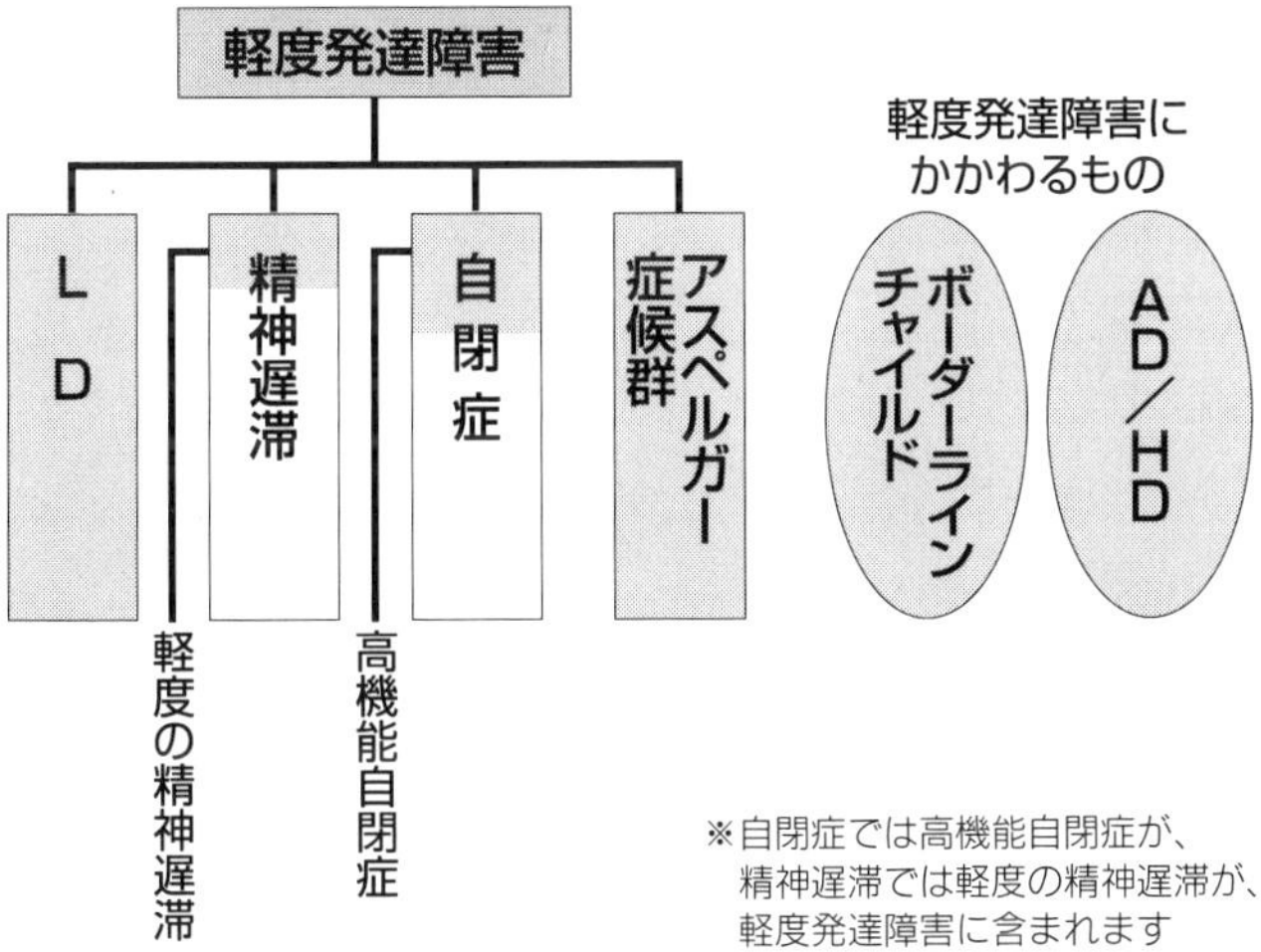

※自閉症では高機能自閉症が、精神遅滞では軽度の精神遅滞が、軽度発達障害に含まれます

なお、軽度発達障害と密接な関係にあるものとして、注意欠陥／多動性障害（ＡＤ／ＨＤ）とボーダーラインチャイルドの二つがあります。これらは、現在では軽度発達障害の範疇《はんちゅう》に含まれていませんが、近年、増加傾向にあり、考えておかなければならないものです。

では、つぎに軽度発達障害の一つひとつをみていきます。

◇特異的発達障害

教育学や心理学の立場からは、学習障害「ＬＤ」(Learning Disabilities) といいます。一般にはこの名称のほうがわかりやすいかもしれません。本書でも、以下はＬＤ

と表記することにします。

言葉を聞いたり、話したり、書いたり、読んだりするような、小学校の授業でいえば国語の能力、あるいは計算や図形といった算数の能力のうち、特定のことがらが極端に不得手な状態です。全体的な知的レベルには問題がないのに、なぜか極端に不得手なことがあるのです。

ＬＤには、次の二つの特徴があります。まず、知能検査や学業成績からみて、ある特定の科目や技能の習得がたいへん劣っていることです。もうひとつは、子どもによって程度の差はあっても、日常生活の活動に障害がみられることです。これは手先の細かい作業ができないためです。

ＬＤは、四つのタイプに分類されています。ひとつは「話し言葉と言語の障害」です。「っ」を抜かすなど、言葉の音を省略したり、上と下の言葉が逆になったり、幼児語のように話すのが特徴です。

二つめの「学習能力の障害」は、数や記号の概念、図形を理解することが苦手であったり、文字の読み方、書き方に障害があるものです。小学校に入ると、たいていの親は驚き、正確な評価や診断がなされていなければ、勉強が足りないなどと子どもを追いつめることにもなりかねません。

三つめの「運動能力の障害」は、運動発達の遅れがあり、不器用で紐結《ひもむす》びやボタンかけなどができず、ボール遊びや絵や字の書き方が下手であるという特徴があります。

四つめの「混合性の障害」は、以上の障害が混在している場合をいいます。

◇高機能自閉症

「高機能」とは、知的には正常範囲という意味です。自閉症の六〇～七五パーセントには知的発達の遅れがみられますが、高機能自閉症は、知的発達の遅れがない自閉症のことです。

自閉症の定義は、アメリカ精神医学会の診断基準で述べられています。本書では第五章でくわしく述べますが、主に、他人とのかかわりがうまくできません。自分の意思を相手に伝えることができません。興味をもつものがたいへん限定されており、同じ動作をくり返しおこないます。これらの特徴が三歳までにみられ、ほかの障害や病気と鑑別されると、自閉症と診断されます。

「自閉症」という名前は、引きこもりなどのように、ひとりの世界に閉じこもっているという印象を与えますが、小さいときはむしろ絶えず動き回っているのが特徴です。自閉症の子どもは独特の感じ方をし、独特の方法で周囲とかかわろうとしますが、周囲の人からは理解されず、孤立しているようにみえます。コミュニケーションがうまくとれないからです。クセのような奇妙な動作をくり返す子も多くいます。こういった症状は、年齢とともに目立たなくなっていきますが、基本的に一生つづきます。

◇アスペルガー症候群

アスペルガー症候群は、あきらかな知的発達の遅れがなく、なおかつ、自閉症の特徴のうち「言語・コミュニケーションの障害」があきらかではないものとされています。アスペルガー症候群の子どもとはコミュニケーションをとることができますが、会話の内容や質がなんとなくずれていて、違和感があるということが多いようです。

人と共感することや人のこころを推測することなどが苦手で、その子にしかわからない理論によって行動するのが特徴です。

少し運動の発達が遅れている以外には、二〜三歳ごろまではおおむね正常に発達していきますので、子どもがなんとなく違うと気づくのは、自閉症の場合よりも遅くなります。大人になるまでアスペルガー症候群だと発見されなかった人も多く、知的レベルの高い人では高学歴であったり、研究者として活躍している人もいます。一説にはベートーベンやアインシュタインもアスペルガー症候群だったそうです。また、適切な指導や治療をすればかなりよくなるとされていますが、確かではありません。

アスペルガー症候群と高機能自閉症の違いはそれほどはっきりしていません。世界保健機関（WHO）でも、アスペルガー症候群は「疾病《しっぺい》分類学上の妥当性《だとうせい》がいまだ不明な障害である」といっているほどです（一五六ページ参照）。

◇軽度の精神遅滞

精神遅滞とは、平均よりも知的機能が低く、適応行動の障害が同時にある状態が、一八歳までに認められるものをいいます。適応行動とは、その子の年齢に見合ったような自立をしているか、また、社会に上手に対応ができるかということをいいます。

重度の精神遅滞は、生まれてすぐか乳児期に気づかれますが、軽度の精神遅滞は、一歳以後に気づかれるのが普通です。一歳ぐらいまでに、座ったり立ったり、歩くなどの基本的な運動ができません。また、パパ、ママといった意味のある言葉も、なかなか出てきません。

また、運動や言語の遅れがさほどないような、ごく軽い精神遅滞では、ほかの軽度発達障害と間違われることもあります。

これまでの四つが一般的に軽度発達障害と呼ばれているものです。ここで、共通する特徴をまとめ、軽度発達障害の全体像をみてみましょう。

- 軽度発達障害とはなにかという、明確な規定はありません。
- 日常生活における困難さや、周囲の無理解・誤解は想像以上です。
- 幼児期および児童期に気づかれることが少なく、反社会的行動・衝動性などがあきらかにあらわれてから、過度に問題視されるようになります。
- いじめの対象になりやすいのが現状です。

では、つぎに軽度発達障害に密接に関連している、二つの障害を説明します。

◇注意欠陥／多動性障害

注意欠陥／多動性障害（ＡＤ／ＨＤ）は最近たいへん増えており、一度は病名を目にしたことがあるでしょう。

ところで、この病名ですが、アメリカ精神医学会の新しい診断基準（ＤＳＭ－Ⅳ）では、「注意欠陥／多動性障害（ＡＤ／ＨＤ）」と表記されています。この障害はかつて「微細《びさい》脳機能不全症候群」（ＭＢＤ）といわれていましたが、一九八〇年の診断基準（ＤＳＭ－Ⅲ）で「注意欠陥障害」（ＡＤＤ）となりました。その後、不注意、多動性、衝動性の症状をもつケースをまとめて八七年には「注意欠陥多動性障害」（ＡＤＨＤ）となり、現在は「注意欠陥／多動性障害」（ＡＤ／ＨＤ）と表記されるようになりました。不注意が特徴的なタイプ、多動性や衝動性が特徴的なタイプ、混合したタイプと、三つに大きくグループ分けしたためです。そこで、「注意欠陥」と「多動性」の間に「／」を入れて、八七年での診断名と区別しています。本書ではＡＤ／ＨＤと表記します。

一方、世界保健機関（ＷＨＯ）では、アメリカの診断名でいわれているような心理学的な分類は、まだ世界的に認められていないとして、一線を画する意味で診断名を単に「多動性障害」としています。

一般的に二～三歳ごろから落ち着きがなく、なれなれしく、かんしゃくを起こすなどで、気づかれることが多いようです。なれなれしいというのは、子どもの場合、重要なサインです。親子関係に問題があって、虐待されているような子どももなれなれしい態度をとることがあるからです。
学齢期になると、これに加え、学業成績の不良、気分の不安定、自分勝手な行動、不器用などがつけ加わり、診断基準にあるような不注意、多動性、衝動性のいずれかが特徴的になってきます。ＡＤ／ＨＤの子どもの、特徴をあげてみましょう。

・危険なことを平気でやる
・ほかの子どもにのせられて危ないことをやらされてしまい、自分だけ捕まる
・事故にあうことが多い
・列に並んで待つことができない
・授業中、突然大声で話し出す
・ほかの人やものに勝手にさわってしまう
・論理的な話ができない
・グループで行動することができない
・正しい順序でものごとを遂行することができない
・欲求不満の耐性が低く、突然キレることがある

なによりも、行動に移す前に考えることができません。いつもなにか事件が起きるとその子がいます。グループ内にいるまとめにくい子や、教室で問題児として扱われてしまうのも、AD/HDの子に多いのです。

多くの場合は、思春期までに症状は目立たなくなっていきますが、大人になっても残っている場合があります。これをアダルトAD/HDといい、「片づけられない症候群」として一般にも知られています。とにかく寝る場所もないぐらい部屋が散らかっています。脱いだ衣類を次々に重ね、食べたお菓子の空き袋が、その間にはさまっています。意外に、普通に会社勤めをしていたり、服装は清潔感があったりします。

アダルトAD/HDには、社会的に不器用で引きこもるタイプ、衝動的・破壊的行動を有するタイプ、どちらにも当てはまらないタイプがあります。なかには、反社会的な行動をして、何度も刑務所に入る人もいます。

◇ボーダーラインチャイルド

ボーダーラインチャイルドの定義は、まだコンセンサスが得られていません。精神遅滞と健常の境界領域の子どもをボーダーラインチャイルドと呼んだ時代もあります。また、精神障害とそうでない境界領域の子どもを、呼ぶこともありました。

本書では、主に親の養育態度の問題が原因で、乳幼児期のごく早い段階で、安定した親子関係を築くことができなかった子どもが、歪《ゆが》みのある性格になってしまったような状態と考えます。主な特徴をあげてみましょう。

①自我を保ちにくく、状態が神経症レベルから精神病レベルまで移りやすい
②不安の処理が下手で、パニックに陥りやすい
③空想と現実のできごとを混同し、パターン化したものに興味をもつ
④未熟な依存的愛着を示すが、対人関係のあり方は不安定
⑤衝動のコントロールが不得手で、リスト・カッティングをくり返す

あるときはこころの病にみえるし、あるときはノイローゼにもみえます。空想と現実が区別できなくて、社会的な常識を欠いています。べたべた甘えるけれど、対人関係がとても未熟で下手です。不安定ですから、ささいなことでキレます。

こうした特徴的な症状が大人になってあきらかになりますと、境界性人格障害と呼びま

す。子どもの場合は、まだ性格が固まっていない段階なので、人格障害という言葉がそぐわないために、ボーダーラインチャイルドと呼んでいるのです。くわしくは第三章で述べることにします。

自分でもつらいし、理解されない

このような軽度の発達障害の子どもたちは、知的レベルは正常範囲にありますので、一般の人には障害があるようにはみえません。けれども、本人は日常生活では周囲の人が想像できないほど困難さに直面しています。自分の思うようにことが運ばず、孤立しています。周囲の人から理解されていないということは感じているのですが、それがなぜかがわかりません。こういった苦しみは、私たちの想像を超えるものがあります。

とくにアスペルガー症候群は幼児期や児童期に気づかれることが少ないので、ある年齢に達して障害があると気づかれるまで、「風変わりな子」「つき合いにくい子」などとみられて育ちます。かわいげがないと思われ、非常にネガティブな対応をされていることが多くあります。場合によっては、親や周囲から虐待やいじめを受けていることもあります。

それらの被害体験が積み重なって育ったため、周囲に対しても過敏で、とてもささいなことにも大きく反応してしまいがちです。ときに反社会的な行動につながってしまうのは、ほとんどの場合、みじめな気持ちが累積されることによって、ささいなことがらをきっかけにして〝反応〟的に〝行動〟化してしまうからなのです。

周囲から理解されず疎外《そがい》されると、ますます問題行動につながってしまうという悪循環に陥りますが、これは周囲の対応によって、十分に防ぐことが可能です。

障害者が犯罪者という誤解

ここでもう一度、豊川市の主婦殺害事件の少年の例に戻りましょう。彼の行動には、アスペルガー症候群の特徴があらわれています。

たとえば、若い人は将来があるからやめたといっても、高齢者も同じ人間ととらえられていません。他者の気持ちや感情を想像することができなかったのでしょう。ですから、自分がこれから起こそうとしていることが、いかに悪質で、常識はずれか、人間として許されないことかという想像もできないのです。

また、人を殺すという行為にこだわり続け、ずっと実行の機会を待っていました。これまで実行しなかったのは、高校の部活があったからという、短絡的《たんらくてき》な理由にすぎません。

「人を殺してみたい」「自分には人を殺す経験が必要であった」「一度決めたことは貫徹《かんてつ》しなければならない」「将来のある人は（殺しては）いけないと思った」という常識では考えにくい思考も、アスペルガー症候群にみられる独特の理論にのっとって整然とおこなわれた結果とすれば、理解することができます。

私は、厚生労働科学研究費による「高機能広汎性発達障害の社会的不適応行動の成因の解明と社会支援システムの構築に関する研究」（主任研究者：石井《いしい》哲夫《てつお》）に参加しています。そこではアスペルガー症候群などの発達障害がある子どもの反社会的行動について研究を始めています。その研究で多くの専門家たちの共通する意見は、そういった障害のある子どもが犯罪を犯すことはごくまれであり、そのまれな犯罪は、障害による心理的な問題が犯罪行動に発展したものではない、ということです。

つまり、発達障害のある子どもたちの行為が犯罪につながってしまうのは、障害に特有な心理的メカニズムがあり、そこになんらかのストレスがかかって周囲の人とうまくいかなくなり、その被害体験が限界まで累積されたときに、ちょっとした刺激をきっかけにして、大事件に発展するのではないかという考え方です。研究班ではそのように解釈をする研究者が大半を占めており、障害をもつ子どもに、周囲がどうかかわっていくのかが重要であることを強調しています。

たしかに豊川の主婦殺害事件を起こした少年はアスペルガー症候群だとしても、増え続ける少年犯罪のなかではごく一部にすぎません。にもかかわらず、「凶悪化する少年犯罪＝アスペルガー症候群」とするかのような風潮は、児童精神科医として見過ごすことができません。

親を責めても解決にはならない

この風潮は、発達障害の子どもたちへの誤解や偏見を高めるだけでなく、その親たちも苦しめることになります。発達障害の子どもをもつ親たちは、子育てに対して非常に悩んできました。一時は、親が育児の手を抜いて子どもにテレビばかりみせるから自閉症になるなどと、まことしやかに言われたものです。とくに軽度だと、障害があるとは一目ではわかりませんから、親のせいだと思われてしまいます。

コミュニケーションのとり方や、外界の認識の仕方が一般の子どもと違う子どもたちは、育てにくい面があるので、親は子育てへの不安を強くもってしまいがちです。そのうえ、周囲から「親のしつけがなっていない」と責められることもしばしばです。障害のある子を育てている若い母親を、その義理の母親が「あんたの育て方が悪いから」などと責める話はよく聞くところですが、問題はそういうことではないのです。

とくに日本では、〝異文化〟を受け入れないという傾向が強く、ともすると障害をもつ者に対して差別するような風潮さえあります。

目にみえないストレスにさらされる親子は、世間に遠慮しながら暮らすか、その反対に、ストレスに反発して権利を主張し、ある意味では強い態度をとらなければ生きられなくなっています。こうした家族の姿をみていると、現代社会の抱えている問題が、障害をもっている子どもと家族が抱える想像を超える苦悩として、ある意味で象徴されているように感じられます。

警察の統計資料をみても、青少年の犯罪の全体数からみれば、精神障害の子どもの犯す犯罪件数は、特別に多いわけではありません。これは大人でも同様にいえることで、犯罪を犯す人のうち、精神障害がある人の数はとりたてて多いわけではないのです。

少年犯罪と発達障害を結びつけたがる風潮は、こうした障害をもつ子どもと家族をさらに孤立させ、親子を苦しい状況に追い込むばかりか、それが犯罪の背景にある「根源的な不安」を生み出すことになりかねないでしょう。

同時に、現代の子どもの「わからなさ」を障害のせいにしようとすることで、「自分の子どもは障害がないから大丈夫」という安易な結論にもっていきがちな親の多いこと。どの子も、いつどうなるかわからないのです。それと同時に、そのような問題をうまく乗り越えていける可能性が非常に高いのです。

人間は一瞬一瞬こころが動いているものです。周囲との人間関係のうえで、いつ軋轢《あつれき》が起こり、いつ問題行動につながるか、わかりません。障害がある子ども、ない子ども、というくくり方をして、重要な問題を自分から切り離していると、現代の親子が抱える問題をますますみえにくくしてしまう危険性があります。

現在の少年犯罪の特徴は四つ

では、犯罪を犯す子どもたちには、どんな特徴があるのでしょうか。マスコミ報道からかいまみえる青少年の犯罪の背景と、私が病院の外来でみている例とを比較し、現代の少年犯罪の特徴を考察してみましょう。

①普通の子、いい子のはずが……

犯罪を犯した少年の育ち方や住んでいる地域、さらには学校での生活状況からは、なぜそのような犯罪に至ったのかがみえてこないという点です。犯罪の凶悪さ、残忍さにもかかわらず、その少年は「目立たない普通の子」であり、「いい子」であり、「こんなことをするなんて信じられない」と周囲を驚かすことになります。

②劇画をみるような事件

酒鬼薔薇聖斗事件が典型ですが、漫画やゲームの場面を連想させるような事件を起こします。世間をアッと驚かすようなショッキングな行動をして、変にむずかしい言葉を使って脅迫状や声明文を発表したりします。未熟なこころを、ゲームやビデオ、劇画などから得た刺激的で難解な言葉によっておおい隠しているようです。およそ子どもが書いた文章とは考えられないのは、子どもたちが自分の言葉を使わないからです。酒鬼薔薇聖斗事件も一時は、言語能力の高さから、大人の犯行ではないかとさえ推測された経緯もありました。

発達障害のない子どもでも、自分の複雑なこころを言葉で表現することがとても苦手です。最近の子どもは本を読まないためか語彙《ごい》が非常に少ないうえに、親からも赤ちゃんのときからあまり話しかけられていないので、会話の方法を知らず、人に対して本音を語ることができないのでしょう。

多くの子どもたちが日常生活のコミュニケーション手段として活用しているメールでは、言葉の裏にある気持ちを読みとる力が育ちません。そういった「言外の意」を読みとる力は、顔を合わせての会話で鍛えられるものです。いまや子どもたちは、同じクラスにいても、メールを送りあっています。ごく単純で簡潔な言葉を送るだけで、「言外の意」も「行間にある余韻《よいん》」も必要ありません。それゆえ、メールを送った人間の意図を推《お》し量《はか》ることもできず、誤解を生じ、トラブルの元になるのです。

③同世代からは支持される

少年の犯罪行為は、大人には理解しがたいものですが、同世代の少年たちからは「わかる気がする」と受け入れられ、ある種のあこがれの対象になるという点です。これは、少年たちには少年たちの文化が成り立ち、大人の文化とは異文化ともいえるほど、かけ離れているせいだといえるのかもしれません。

④異常に過敏で傷つきやすい

少年たちには、いつ抱いたのか自分でもわからない「根源的な不安」があり、このために周囲に対して非常に緊張し、過敏になっています。大人からするとごくささいなことでも、「ひどく傷つけられた」というような被害者意識を抱いているように感じられます。

被害者意識は過剰な防衛を生みます。ごく一般の子どもたちのなかにも、ふだんからバタフライナイフを持ち歩いている子どもがいるといいますが、これは自分を守るための武器を持たないと不安で歩けないからでしょう。

私が中学生のころは、ジョニー・ワイズミューラーの映画『ターザン』が流行し、ターザンが使っているようなナイフを買ってもらい、山に行って木の枝を切ったりすることがありました。少年の多くはナイフに興味をもつものですが、現代の子どもたちにとってのナイフは、少し意味が違っているようです。

ナイフの先にある、殺人などの重大な犯罪にあこがれたり、暗い情熱を燃やすのは、少年のこれまでの人生で受けた〝被害〟体験を、なにか圧倒的なできごとで清算したいという願望が隠されているように感じます。

このような心理的な特徴を並べてみますと、重大事件を起こした少年だけに当てはまるものではないことに気がつきます。不登校や家庭内暴力、いじめ、摂食障害、薬物乱用、引きこもり、自殺など、なにかしらこころの問題を抱える子どもたちにも共通するものが少なくありません。それはまた、なにも問題を抱えていないようにみえる普通の子どもの心理にも共通するものです。

そうなると、多くの子どもたちはたまたま犯罪を犯さなかっただけともいえますし、反対に、すべての子どもがいつ犯罪を犯してもおかしくないということもできます。

問題は、子どもたちがなぜこのような状況に陥っているのかという点です。教育や社会の非を安易にあげるだけではなく、現代に生きる私たち大人が真剣に考えなければなりません。

第三章　根源的な不安を抱えるボーダーラインチャイルド

母港をもたない船

子どもと親の関係は、船と母港の関係によくたとえられます。船は母港に入って、食料や燃料を積み、外海へと出航していきます。外海にこぎ出し荒波にもまれながら、目的を達成し、再び母港にもどって船を修繕したり、食料と燃料を補給します。もし母港がなければ、船は荒海に出ていくことはできないし、出てもすぐにトラブルに見舞われることでしょう。

いま、母港をもたない船、ボーダーラインチャイルドが注目され始めています。

高校生のA子さんには、将来の夢がありました。それは、一生懸命勉強して両親の希望する大学に入ること。そして大学生になったら、自殺すること、でした。

「自分はこれまで自分の意思でなにひとつ決めたことはなかった。これからは自分の意思で生きていくのだ」

なにをなすべきか悩んだすえに、みえてきた目標が自殺だったのです。

A子さんは、両親の祖父母の家に預けられて育ちました。両親は高学歴で、ともに自分の仕事に専念したいと考え、A子さんを自分たちで育てることができませんでした。そのため、乳飲み子《ちのご》のA子さんを父親の実家と母親の実家に三ヵ月ごとに預けるという方法をとったのです。

両親にしてみれば、どちらの実家にも公平であり、自分たちも仕事に専念できるという妙案だったかもしれませんが、幼いA子さんにとっては、三ヵ月ごとに生活の場が変わるのは、戸惑うことばかりだったでしょう。そんななかでも、A子さんけ祖父母の言うことをよく聞く「いい子」に育ちました。そうしなければ、両親が悲しむと思ったからでした。

やがてA子さんは、高校生になったとき、心理的な葛藤《かっとう》が生まれました。

「今まで自分は一生懸命いい子にしてきたけれど、自分の意思で行動することはなかった。自分はいったいなんなのだ」

今までこころのなかに封印してきたものが一気に噴きだし、自分を捨てた両親に対して憎しみがあふれてきました。だれにもわかってもらえなかったひとりぼっちの自分が哀れで、どうしようもない孤独につぶされそうになりました。そのなかで、「自殺する」という目標は、彼女にとって、自分で自分の生き方を決定できる唯一の手段に思えたのです。

目標に向かって、彼女は努力しました。そして念願の大学に合格。学生生活に慣れてきたある日、目標を達成するために、屋上に向かったのです。

飛び降りようとする彼女をみつけて、学校中は大騒ぎになりました。

A子さんのような状態に陥った子どもたちが、ボーダーラインチャイルドと呼ばれています。

「これから、自殺、します」

ボーダーラインチャイルドという言葉は、私の造語ではありません。これまでもあった言葉なのですが、第二章に書いたように、使われ方が一定ではありませんでした。最近の傾向としては〝なにかとなにかの間〟という境界の意味の使い方ではなく、性格形成上いろいろな問題があって、こころが歪《ゆが》んで育っているような子を、こう呼ぶようになってきているのです。

ボーダーラインチャイルドの子どもは、周囲の人を振り回す傾向があり、対応に苦慮するところがあります。

多くの場合、人なつこい態度で近寄ってきて、「先生、大好き」「お父さんになって」などと甘えてきます。気さくで友好的というよりは、幼い子どものようにべったりと依存的な接し方をするのが特徴です。

しかし、こちらが「きみのお父さんにはなれないな」などと要求を断ったり、「○○はしてはいけないよ」など注意をしたりすると、手のひらを返したように「大嫌い」と言って、悪口雑言を言い始めることも少なくありません。友だちとのつき合いでも、メールなどでちょっと自分の意に添わぬことを書かれると、「裏切られた」「傷つけられた」と言って反撃に出るので、つき合いは長続きしないのです。

こころは非常に傷つきやすく不安定で、衝動的にリスト・カッティングをくり返します。方法はいろいろですが、カッターや紙をはさむクリップなどで、右利きの人は左手の手首を薄く切るのが多いでしょうか。かぜ薬をたくさん飲んだり、A子さんのように屋上から飛び降りようとすることもあります。ただし、ほとんどの場合、実行する前に「これから薬を飲みます」「今、手首を切ります」など、メールなどでだれかに予告します。周囲の人がどんな反応をするか、じっとみているところがあります。

こんな子どもが病院に来るときには、医師も看護師も非常に気をつかい、対応に苦慮します。気が重く、頭痛がしたり、ゆううつな気分になる医療関係者も少なくありません。登校拒否ならぬ登院拒否です。

もし、その子から「今日はかぜをひいて、病院に行けません」というキャンセルの電話が入ると、内心ほっとします。

ところが彼らは繊細なこころをもっているので、「今日は病院に来なくていいから、よく休みなさい」などと言われると、なにかを感じとります。敏感に「あの先生は、私が病院に来るのをいやがっている、私を切り捨てようとしている」と受けとり、二度と病院に来なくなることがあります。臨床経験を積んだ精神科の医師でさえ、こうした失敗をすることがあります。まして、一般の人が口先だけで「あなたのことを心配している」と言っても、ボーダーラインチャイルドはその感性で感じとってしまうでしょう。

ボーダーラインチャイルドにかかわるには、相当な覚悟が必要です。声の調子ひとつで、二度と、こちらにこころを開くことがなくなってしまうこともあります。しかし、だれか相談相手は必要です。とんでもない事件にまきこまれる可能性がありますから、ほうってはおけませんし、治療の必要もあります。

空想と現実の狭間《はざま》を漂ううちに

ボーダーラインチャイルドは、アスペルガー症候群のような発達障害の子と似た一面をもっているので、鑑別するうえでは、注意しなくてはなりません。

注目したい特徴は、空想と現実を混同し、パターン化したものに興味をもつという点です。ゲームで何度も刺激的な仮想現実をくり返すうちに、現実との境目があいまいになるという子どもたちも増えています。

大分で一家六人殺傷事件を起こした一五歳の高校生も、テレビゲームや残忍な映画の世界に没頭していました。

二〇〇〇年八月、少年は家族ぐるみでつき合いのあった一家に侵入し、サバイバルナイフで六人を刺し、三人が死亡、一人が重体、二人が重傷を負うという悲惨な事件を起こしました。動機について、「自分の父親から（被害者の家の）風呂をのぞいただろう、と注意されたことから、恨《うら》みをもっていた。（被害者）一家から白い目でみられ、全員を殺そうと思った」と供述しています。

少年は、共働きの両親と兄、祖母の五人暮らしでしたが、大分家裁によると「家庭で十分な愛情を受けずに育った」といいます。他人に受け入れてもらえるか常に不安を感じていた少年は、高校でも友人をつくることができず、一時は不良グループに入り、仲間に追従することで自分の居場所をみつけようとしていた時期もあります。

現実の世界での居場所がみつけられなかった少年は、中学一年ごろから、不安を解消するためにテレビゲームや残虐な映像に没頭していったといいます。そんななか、よその家に忍び込んで、女性の下着を盗むようになりました。同じ高校に通う被害者宅もその一軒でした。犯行の少し前も、被害者宅に侵入しようとしましたが目撃されて、少年は「下着泥棒が発覚したら地域のなかで自分の居場所がなくなる」と心理的に強く追いつめられていきました。

このできごとは、少年の現実と虚構の世界のバランスを一気に崩すことになります。残虐な映像にはすでに慣れていて、殺人に対しての抵抗感も薄くなっていたのかもしれません。そして、追いつめられた心理状態が極度に達したとき、偶然にも少年は自宅の倉庫でサバイバルナイフをみつけます。サバイバルナイフを研ぎ、その鋭い刃先をみつめているうちに、「残虐映画の主人公になった気分になり」、とうとう犯行に踏み切ってしまったのです。

少年は精神鑑定の結果、「重度の行為障害」と判定されましたが、ボーダーラインチャイルドの心理状態に非常によく似ています。

ここで判定の出た「行為障害」は、対人関係や社会のなかで、問題を起こすことが多いものです。他人にめいわくをかけたり、社会のルールを守らない点が基本的な特徴です。少年非行という言葉も頭に浮かびますが、少年非行は司法の領域で使われている言葉です。ただ、実際には行為障害とほとんど重なり合っています。

そのほかには、人や動物に対して攻撃性があったり、ものを壊す、嘘をつく、窃盗《せっとう》、重大な規則違反をします。こういった行動が持続的、反復的なので、対応する側は、たいへん苦労します。治療に当たるにも長い時間がかかり、容易ではありません。

二〇〇五年二月に寝屋川《ねやがわ》で起きた、小学校の先生三人を殺傷した事件も、一七歳の少年が起こしました。彼もやはりテレビゲームに没頭していて、友人の話では、小学生のうちから深夜三時ごろまでしていたとのこと。担任の先生がいじめをかばってくれなかったから恨んだ、と動機を話しているそうですが、精神鑑定の結果をみてみたいと思います。

子どもをだめにする親の態度

ボーダーラインチャイルドに育ってしまうかどうかは、乳幼児期の親子の関係性がカギを握っています。自閉症を最初に報告した児童精神科医レオ・カナー（これから何度かカナーの名前が出てきます。頭のすみに残しておいてください）は、親の養育態度が子どもの成長にどんな影響を及ぼすかを考察し、子どもに悪影響を与える親の養育態度として、「過保護」「完全主義」「拒否」の三つをあげています。

子どもに悪影響を及ぼす親の養育態度

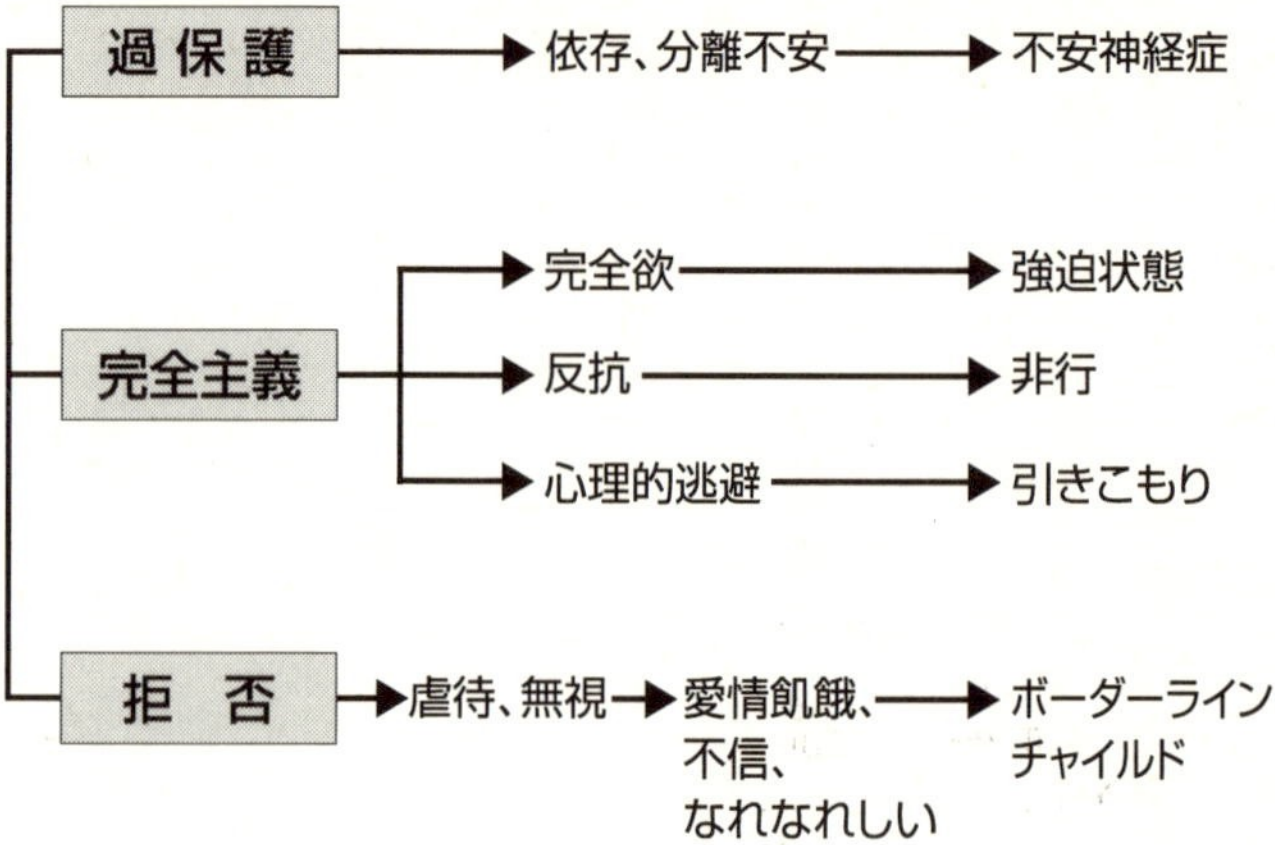

人間は動物のなかで、もっとも未熟な状態で生まれ、一年間かけてようやく歩けるようになります。だから、親は子どもに手をかけて育てなければなりませんが、手をかけすぎると「過保護」になります。親が子どもに対して過保護になるときは、その背景に自分の欲求不満を代償したいという願望が隠れていることがよくあります。

本当はこうしたかったけれど、家が貧しくてできなかった。だから、この子にはそんな思いはさせたくないという場合があります。病気をもって生まれてきたから、手をかけてやらなくてはならないという場合もあります。また、高齢になってからできた子なので、かわいくてしようがないという場合も過保護になりがちです。

過保護な親に育てられた子どもは、当然、親に甘えた状態になります。幼稚園や保育園に入って親離れしなければならないとき、大泣きしたり、パニック状態になります。そういう子には、親と離れなくてはならないときもあることを体験させなくてはなりませんが、そのまま放置していますと、思春期のころ不安神経症になることがあります。

小児科の医師に聞いた話ですが、いまや小学校の入学前健康診断で、多くの親が、子どもの着替えを手伝うそうです。もう五、六歳ですから、当然着替えくらいは自分でできるはずです。ところが、子どもの服を脱がせ、着せ、げたばこでは目の前に靴をそろえてやるのは、その小児科の医師も言うとおり、私にも過保護の範疇《はんちゅう》に入るような気がします。

また、「完全主義」の親も問題です。いわゆる極度の教育ママがこれに当たります。人間はみなそうですが、強敵に出会った場合、無条件降伏するか、敵前逃亡するか、徹底抗戦するかしかありません。

無条件降伏とは、親の言うとおりになるということです。しかし、子どもの能力からすれば、どんなにがんばっても親の要求水準には応えられません。すると、非常に不安な状態になり、自分のやっていることを、一つひとつ確認してもらわないと前に進めなくなるという状態になるのです。

たとえばかぜをひいて医者に行くとします。医者にどこがどう痛いか苦しいかと質問されても、いちいち親の顔をみてなにも言いません。親が代わりに答えます。自分の言葉で答えるのが不安なのでしょう。学校に行くとき自分でしたくができません。時間割りのとおりに教科書をそろえたかをみてもらうだけでなく、着ていく服、靴、家を出る時間、なにを食べるか、いつ風呂に入るか、いつ寝るか、すべて親の顔色をうかがいます。やがて親にくっついたまま、家を出られなくなる子もいます。

敵前逃亡とは、その場からいなくなることです。家出という方法がありますが、家出には大きなエネルギーが必要です。そこで、家のなかにいても心理的に家出する方法をみつけます。空想にふけったり、引きこもったりするのがその典型的な例です。

もうひとつの反応である徹底抗戦は、ある意味、いちばん健康的な状態です。「うるせえ」「カンケーネー」などと言葉での反抗から、壁をけとばしたりガラス窓を壊したり、やがて親に手をあげるようになっていきます。

ただ、うるさい親に立ち向かって暴れると、非行少年というレッテルを貼られ、社会的な更生教育の対象になったり、親から見捨てられるなどのリスクがあります。

　カナーは、完全主義的な母親に育てられた二人の子どもの例を紹介しています。男の子は、いわゆる不良で、ハイスクールを卒業したときに、母親はいくらかの金を渡してその子を勘当《かんどう》しました。女の子は母親の言うことを聞くいい子だったので、ずっと家にいました。

　その子どもたちが二〇年後どうなったかというと、男の子は小さな会社を経営していて、結婚して、幸せな生活をしていました。一方、母親にとってとてもいい子だった女の子は、強迫神経症という病名がついて、州立精神病院に長期にわたって入院していたといいます。強迫神経症とは、不合理だと知っていても、その行動や考えをやめられなくなり、その不合理さに悩み苦しむ病気です。一日に何度も手を洗わずにいられないような症状も、そのひとつです。

　ある年代で、「いい子」「悪い子」といっても、それは親の都合で言っているにすぎません。むしろ、親がいい子だと思っている子は、思春期を過ぎて問題になることが多いような気がします。幼いうちからいい、悪いと決めず、それを言いたくなる親自身の気持ちや、子どもの本質を、しっかりみてほしいと思います。

拒否という虐待

親の養育態度でもっとも気になるのは、「拒否」です。拒否とは、単に「だめ」と制止するという意味ではありません。だめというとき、その親のこころには、はっきりとした敵意があります。また、敵意をもって無視します。これは身体的、心理的暴力とならぶ虐待のひとつのかたちです。

虐待というと通常は、殴《なぐ》ったり、ぶったりするような体への暴力を思い浮かべるでしょう。あるいは「おまえなんか生まれなければよかったのに」といった言葉の暴力も、虐待です。それと同じくらい、子どものこころを痛めつける虐待が、「拒否」です。

通常、親から愛されて育った子どもは、一歳半から二歳ごろまでに、親とこころの絆《きずな》がしっかり結ばれています。泣けば抱き上げてもらえる。笑いかければ笑顔が返ってくるといった親とのやりとりがあってこそ、周囲への信頼感が育つのです。これが心理学者のエリクソンがいう「基本的な信頼感」(basic trust) です。

エリクソンがいうには、「基本的な信頼感」がなければ、やがて子どもが大人になり社会に出ていくときに、人と信頼関係を築くことができなくなります。

親から拒否されて育った子どもは、泣いても抱き上げてもらえずただ泣いているだけ、笑いかけても親はこちらをみてもくれない。いかに愛情をほしがっていたか、想像するだけでも、つらくなります。こうした愛情飢餓とでもいうべき状態に陥っていては、「基本的な信頼感」は当然育っていません。そのため、幼児期から思春期になって、人と接するときにまず不信感や不安感を強く抱くようになっているのです。ボーダーラインチャイルドは「私なんか……」といった自己否定の気持ちが強かったり、「どうせ無視されるだろう」といったあきらめがこころの底にあります。

そうした子どもは、なぜか、なれなれしい態度をとるのが特徴的です。

親としっかり絆を結ぶことができた子どもは、生後七、八ヵ月になると、親ではない人に対して〝人見知り〟をするようになります。人見知りをするのは、親が自分にとって特別な存在であることを認識しているからです。しかし、親との絆がしっかり結ばれていない子どもは、親に対しても、見知らぬ人に対しても、同じように反応するので、「なれなれしい」とみえるのです。

また、子どもは非常に知恵があるので、驚くほど小さいうちから、自分がどのようにふるまえばよく思われるかが直感的にわかっています。女の子などは二歳ごろになると、しなをつくり人の気をひこうとするように、拒否された子どもも、自分が人に対して不信感をあらわにすれば、人からどう思われるかということを知っているように思われます。

親に拒否されたのだから、本来ならばすねたり、反抗的な行動をとっても当然なのに、なれなれしい態度をとるのは、悲しい反応といえるかもしれません。

その親も拒否されて育った

では、どうして子どもを拒否してしまうのでしょう。親自身がなにか悩みを抱えていて子どもに目を向けられない場合もあるでしょうが、親自身が意識していない問題をもっている場合もけっして少なくありません。

まず、親自身が社会的に自立していない場合です。年齢的に未熟だったり、精神的、あるいは経済的に自立していなければ、子どものめんどうはみられないでしょう。

性格的に未熟である親も自立していない親です。子どもの世話より、夜遊びが好きだというのがよい例です。夜、子どもにコンビニのおにぎりを与えておいて、遊びに出てしまうような親もいます。子どもは冷たいおにぎりでおなかがいっぱいになっても、こころは愛情飢餓になってしまいます。

両親の間に不和があるとき。父親と母親がいつも相手の非ばかりあげつらっていたり、それぞれが家によりつかず外で勝手なことをしていれば、当然、子どもに目は向きません。母親のほうが父親に不満をもっているときも同じです。だいいち、家庭が温かい場所ではなく、子どもの居場所がない、冷たい家庭環境になっているはずです。

常識程度の医学的な知識が乏しい場合は、子どもにきちんと食べさせたり、着替えさせたりすることができません。ケガをしても手当てをするわけでもなく、ちょっとしたかぜぎみ程度ならもちろん、医者に連れていかなければならないような病気のときでも、ほったらかしにしている結果になります。

強制された結婚をしたときも、子どもを愛することができなくなります。今ではあまり例がなくなったとはいえ、同じような心理状態に陥ることはあるでしょう。

こうした親のあり方を批判するのは簡単でしょうが、問題はそう単純ではありません。多くの場合、拒否する親もまた同じように育ってきたという現実があります。

一般に、親に虐待された子どもは、かなり早いうちに性的な経験をしたり、結婚、出産をするという傾向があります。こころの不安を埋めようとして、人とのかかわりを求めるためでしょうか。しかし、若すぎる結婚や出産は、経済的にも、身体的にも、生理的にも、きちんと準備ができていないことが多く、結果的に子どもを拒否する親になりがちです。

親から子へと受け継がれていくことを世代間伝達といいますが、拒否という養育態度は、悪循環になっている世代間伝達です。ボーダーラインチャイルドは、親から子へと問題がくりこされ、累積されていくなかで登場してきたといえるでしょう。

人間関係が築けない

ひるがえって現代の子どもたちをみてみますと、ボーダーラインチャイルドと符合する点が多いことに驚かされます。

インターネットやゲームなどにハマる子どもたちは、パターン化したものに興味をもち、空想と現実の世界を混同しがちです。本音で人とつき合うことを避けるこころの背景には、根源的な不安があり、安定した人間関係を築くのが苦手なようにみえます。さらに、ちょっとしたことでもキレやすく、不安や衝動のコントロールは不得手。周囲に対して非常に用心深く、自分の〝なわばり〟のなかに他人が入ってくると過敏に反応し、牙《きば》を剝《む》くのは恐怖感や警戒心の裏返しといえるでしょう。

ひところアダルトチルドレンという言葉がはやりました。アダルトチルドレンは、もともとはアルコール中毒の親に養育されて、同じような原理で性格上の歪みができているような例でした。そこから概念が広がり、大人になりきれない、子ども時代を乗り越えていない人をアダルトチルドレンというようになりました。このアダルトチルドレンやボーダーラインチャイルドは、しかるべき治療を必要とする人たちです。しかし、今の子どもたちの状態をみると、非常に似た状態の子どもが多いことに気づきます。

それにしても、なぜ、こうした子どもが増えているのでしょうか。彼らは、はっきりとした敵意と無視によって、子どもを拒否する親に育てられたのでしょうか。それほど多くの親が拒否という虐待をしているのでしょうか。

いや、そうではありません。現代の親たちの多くは、子どもの教育やこころの問題に関心が高く、一生懸命に子育てをしているように思えます。頭ごなしに子どもに押しつけるのではなく、子どもの言い分に耳を傾け、ものわかりのいい親も多いように思います。にもかかわらず、なぜ、という疑問を抱きます。

親子の同調性が低い

私は、現代の親子の特徴である「同調性の低さ」に注目しています。同調性とは、コミュニケーションの歯車といってもいいでしょう。第一章で紹介した赤ちゃんに話しかけない母親は、もっとも象徴的です。

赤ちゃんは、さまざまな音のなかで、人の声に反応するようなシステムをもって生まれるといわれています。母親が少し高いトーンと独特のイントネーションのある赤ちゃん言葉で話しかけるのは、赤ちゃんの注意を引きつけるために理にかなった行動なのです。

また、赤ちゃんは驚くほど早いうちから、母親のまねをするようになります。母親が舌を突き出すと、赤ちゃんも舌を突き出すしぐさをし、母親が口を大きく開けると赤ちゃんも口を開けます。このような行動を同調行動といい、これが人とのコミュニケーションの基本となります。

しかし、赤ちゃんは言葉を話せないから話しかけてもむだだと考える母親は、赤ちゃんの同調行動を十分に引き出すことができません。母親が一生懸命におむつを交換し、授乳し、風呂に入れるとき、機械的に黙々としていたのでは、こころのコミュニケーションは育たなくなります。このような親子の関係では、やがて子どもが言葉を話せる年代になっても、言葉を使ったこころのコミュニケーションはむずかしいでしょう。

ロボットのように世話をするのではなく、たとえ言葉が通じていないと思っても、赤ちゃんの目をのぞきこみ、肌に手を触れ、たわいないことでもいいから話しかけてやってください。それが必ず「同調性の高い関係」につながっていきます。赤ちゃんのときから、ていねいにその関係をつくっていかないと、幼児期になり、思春期になったとき、親と子が本音で語り合える関係にはなっていません。お互いに心配ばかりしていても、相手がなにを考えているかわからないという状態になります。

ある不登校の子どもは、母親の態度に戸惑っていました。母親は、彼が学校に行かなくなったことを悲しみ、泣いて彼を責めました。けれど、カウンセラーにアドバイスを受けてから、学校に行けとは言わなくなり、「本当にあなたのしたいことがみつかるまで待っています」と言うようになりました。しかし、口ではそう言う母親は、彼が朝起きてきてテレビをみようと座るときまって掃除機をもちだし、玄関には毎日弁当がつくっておいてあるのだそうです。矛盾した母親の行動をどう受け止めてよいのか、彼は「まったくわからない」と言いました。

その母親は毎日祈るような気持ちで心配しているのでしょう。どんな親も、子どもを愛していないわけではありません。一生懸命に子育てをしています。ただ、親のほうにも不安があるので、いろいろと注意をしてしまいます。あるいは合理的という言い訳で赤ちゃんを無視しています。表面的な小言《こごと》や冷たい印象ばかりが残り、真意が子どもに伝わらず、親がひとりで空回りしている傾向があります。そして、それが子どもを愛情飢餓と非常に近い状態に陥らせて、根源的な不安を育てていることに気づいていません。

根源的という言葉は、子ども自身がいつ不安をいだくようになったかわからないほど、かなり早い時期に根づいたということを意味しています。自分でもどうにもできないけれど人を信頼できず、常に人に対して不安感があって、表面的なつき合いしかできないのです。関係が深まることも不安ですから、本音を語ることができません。そういう子どもが増えています。もっとゆっくりピタッと親と子の気持ちが合って、歯車がかみ合うような関係を築くことはできないのでしょうか。

今すでにボーダーラインチャイルドと思われる子には、まずこちらが信頼に足る人間だと感じさせることから始めなくてはなりません。そのうえで、世の中にはなにがあって、なにをしなくてはいけないのかという、社会での生き方を一つひとつ教えていく必要があります。時間がたってしまってから、「あのときのあの態度が悪かった」などと言ってもうまくいきません。そのつど、きちんと言ってあげることが重要です。とにかく根気が必要であるうえに、時間がかかることを覚悟してください。

親のせいばかりとは言えない

ボーダーラインチャイルドは、親の「拒否」という養育態度によって生み出されると長らく考えられてきました。今もその考えは主流ですが、一方で、違う概念からとらえ直そうとする動きもあります。

一九七九年に、チェスィックによってボーダーラインチャイルドの「マットの症例」が報告されました。児童精神医学界では有名な症例です。日本では森省二《もりせいじ》によって翻訳されています（『教育現場に活かす思春期問題への医学的アプローチ』清水將之編著／ライフ・サイエンス・センター）。内容を要約します。まずマットのプロフィールから紹介しましょう。

名前はマット。一〇歳。あだ名は「漫画少年」。友だちはいない。ひとりぼっちを寂しがり、友だちをほしがったが、いつもひとり遊びをしていた。漫画のポパイが彼にとっての英雄で、ポパイを主人公にした漫画を描いたり、怪物をやっつけたり冒険に挑むようなまねごと遊びをしていた。日常には、彼なりの決まりを設けていた。昼ごはんの鐘がなると「中止！」と自分に命令をくだし、食事の席につく。しかし、周囲とはうちとけず、食事のときもすみで小さくなっているような子だった。

つぎに、マットの乳幼児期から少年期の特徴をあげてみます。

【乳幼児期】
・乳首を吸うことができなかった
・昼間はずっと泣き続けていた
・母親に抱かれると、体をかたくしてのけぞり、いやがった
・歯が生えてもミルクとココア以外は食べたり飲んだりしなかった

【少年期】
・賢い子だった
・学校でいやなことがあると、本を引き裂いて泣きわめいた
・孤立している観念にとらわれていた。これは、たとえばフランスがアメリカ大陸から離れているることを知ったためであると思われる
・孤立しているための不安感があらわれた
・彼なりの不安軽減方法を考えついた

・不安を軽減するために、大きなエネルギーを費やしていた

不安を軽減する方法とは、遠く離れているフランスとアメリカを結びつけて考えることでした。たとえば凱旋門《がいせんもん》のある場所はニューヨークでいえばワシントン広場だと関連づけたり、エッフェル塔は家からみえるネオンサインによく似ていると思うことにしたり、という方法です。遠くにある隔絶されたものが、これで身近に感じられるようになり、不安感が軽減するというのです。○○は□□のようだと結びつけ、気持ちを落ち着かせるのに、かなりの労力をかけたのでしょう。

この症例が発表された一九七〇年代は、まだ脳のつくりやメカニズムといった生物学的な面からみた発達障害の研究はあまり進んでおらず、もっぱら精神科の医師たちが、心理的な面で子どもの問題を読み解こうとしていました。そのため、ボーダーラインチャイルドは、親の養育態度が子どもに対してどんな影響を与えるかという、心理学的な面からのアプローチがされていたのです。

ところが、マットの症例をあらためて見直してみますと、乳幼児期の行動には発達障害の子どものような特徴がみられます。第四章でくわしく説明しますが、乳首を吸うことができ

なかったり、抱かれるとのけぞっていやがるなどは、発達障害の子の特徴です。

ボーダーラインチャイルドになるのは、単に親が拒否的な育て方をするだけが原因ではなく、親がそうした態度をとらざるを得ないような、〝育てにくさ〟を生まれもっているのではないか、という考え方もされるようになってきました。私もまったくこの考えには同感です。ボーダーラインチャイルドは、心理的なレベルの問題のみでは説明しきれず、どうやら生理学的なバックグラウンドがあると考えないと理解できないのです。

とかくボーダーラインチャイルドのような子どもをもつ親は、その養育態度を責められがちです。しかし、その親がそうした態度をとらざるを得ない背景があったのかもしれないと思うようになってきたのです。

親子の間は、心理的なものだけでなりたっているわけではありません。子どもになんらかの発達障害が隠れていないか、育てにくい気質の子どもだったのではないか、母親自身も自分の親から似たような体験を受けてきたのではないか……。そうした問題を総合的に考えていくことが大切であり、単に親を責めるだけではなんら問題の解決にはなりません。逆に、すべてを生物学的な要因で割りきろうとして、親の育て方は関係ないと強調することもできません。

元来、子どもの成長には、親子の関係だけではなく、さまざまな問題が複雑に絡み合っています。あきらかに身体的な原因による病気をもっていても、そういう病気をもって育つ子にも、親の心理的な影響はあるのですから、トータルで考える必要があります。

どのような例をみても、原因がひとつということはまずありません。子どもが発達していく過程で、親を含めた環境といかに相互的な交渉をもち、その相互関係を発展させてきたのか――。ダイナミックなとらえ方をすることで、子どものこころの問題が浮かび上がってくるのです。

まず大人が生きる軸をもつ

では、私たち大人は、子どもに対してなにをすればいいのでしょうか。今、テレビや雑誌などでは、引きこもりや不登校にはこうすべきだ、というさまざまな子育て論が氾濫《はんらん》しています。しなくてはならないことはいくつもあり、正解はひとつではありません。教育や行政に頼ることもあります。ただ、私たち自身ができることはあります。

そのひとつは、そろそろ私たち大人が、自分自身の人生をいかに生きるべきかと考えたほうがいいということです。いかに生きるべきか。親自身が自分の人生の軸をしっかりとすえなければなりません。

心理学者フランクルは、アウシュビッツ収容所での体験をもとに人間の心理を考察し、『夜と霧』を著しました。収容所という苛酷《かこく》な環境におかれたとき、人は、その本来の姿になります。ナチスの親衛隊員にとり入って搾取《さくしゅ》する側にまわる人たち、親衛隊員よりもひどいやり方で収容者を痛めつける人たち、生きることをあきらめ無気力な状態に陥る人たち。そのなかで、どんな逆境にあっても精神的な健康を保っている人がいるのです。

これはどういうことか、フランクルは問い続けました。収容される前の人物像からは、推《お》し量《はか》れません。社会人としてりっぱな仕事をしてきても、収容所でみるもあわれな状態になる人も多くいたからです。

フランクルは、これまでの人生で、いかに生きるべきかと考え続けてきた人たちが、逆境のなかでも平静を保つだけの精神力をもっていたのだといっています。私も、これまで多くのケースをみて、いろいろな年代の人に会ってみて、同じ感想をもっています。ですから、社会情勢や経済状態など混沌《こんとん》とした現代社会において、私たち大人がまず、いかに生きるべきか、なにを生きがいとするのかを、真剣に考えてみる必要があると思います。

三種類の子どものバランスをとる

つぎに、親や、子どもに接する大人は、「三種類の子ども」を意識することが大切だと私は考えています。

私たちのこころのなかには、目の前にいる「現実の子ども」と、このように育ってもらいたいと願う「理想の子ども」、自分自身のこころの奥底に秘められている、自分が子どもだったときの「イメージのなかの子ども」という三種類の子どもが存在しています。

多くの親は、「現実の子ども」だけをみて、「理想の子ども」と比較し、なぜこんな子になってしまったのかと、しばしば「現実の子ども」を責めます。こうなってもらいたいと理想をもつのは、親として当然でしょう。けれど、目の前のわが子に文句を言って苦しめる前に、自分が子どもだったときの「イメージのなかの子ども」を登場させてみてください。少し冷静になって三種類の子どもの間を行き来してみると「現実の子ども」に対する見方が変わってくるものです。けっして感情にまかせて子どもに手をあげたり、暴言をはいたりしないでほしいと思います。

三種類の子どものバランスをしっかりとって、親子に信頼関係ができていれば、たとえ子どもと体と体のぶつかり合いをしても、しこりは残らないものです。

私は週一回、精神科の思春期病棟を回診していますが、病棟を出ようとしますと、いつも数人の青年患者たちからちょっかいを出されます。

「教授、昨日、バイアグラ飲んだか」などと、私を挑発するようなことを言い、ちょっと肩が触れたようなきっかけをとらえて、私に襲いかかってくるのです。

私は大学の六年間、剣道に打ち込んでいましたから、体力には自信があります。還暦を過ぎる前は、受けて立ちました。連戦連勝でした。けれど、冷静に考えてみると、私が若い彼らに勝てるはずはないのです。なぜ勝てたのかというと、彼らは手加減していたのです。

私は彼らととっ組み合いをしながら、子どものころに父親ととっ組み合いをしたことを思い出しました。はじめて父親に勝ったとき、父親に勝ったという喜びと、父親に申しわけないことをしたという気持ちが入り交じりましたが、そのときの不思議な感情が、何十年もの時を超えて蘇《よみがえ》ってきました。

私にストリートファイティングをしかけてきた患者たちも、私ととっ組み合いをしながら、こんな気持ちになっているのかもしれないと思いました。

よほど精神的に問題がある場合や、シンナーなど薬物を使用しているときでなければ、子どもは自分の親をこてんぱんにすることはありません。父親と同年代の私を負かしてしまっては申しわけないという気持ちがどこかにあり、つい手加減をしてしまうのでしょう。それが私にとってはチャンスで、わずかな隙《すき》を狙って、逆関節をとって押さえこんでしまう。すると押さえつけられた子は「教授、つえぇなぁ」と言って、うれしそうにしています。

子どもと接していると、子どものもつ大きなエネルギーに触発され、子ども時代の自分の思い出がとめどなくわき出してくることがあります。ときには、自分が子どものころに抱いていた葛藤《かっとう》と、目の前にいるわが子の問題がぶつかり合い、こころを揺り動かされることもあるでしょう。しかし、そのこころの動きが子育てには大切なのです。

「子育ては自分育て」とよくいわれます。子どもが生まれ、幼児期を経て、やがて家を出て、結婚する。子どもは発達の段階を経ていくのですが、親がそれに見合うだけの成長をしているのでしょうか。幼児期の親のままでいるような人が少なくありません。

親も子が成長するにしたがって、親の幼児期、親の小学校時代、親の中学校時代……と成長していって、そのつど、子どもの相談相手になれたら、それ以上の年代でなにか問題があっても、十分対応していけます。

子どもの復元力を信じよう

もうひとつ、できることがあります。子どもの生きる力を信じることです。

私は子どもに接するとき、「子どもは大人をだましてもいいが、大人は子どもをだましてはいけない」という信念をもっています。結果的に「だまされた」という事態になることもありますが、子どもは最初から悪辣《あくらつ》な考えで大人をだまそうとしているのではありません。

私が校長を務めていた中学で、ある年、学校のガラスをめちゃめちゃに壊したために停学になり、高校への進学が危ぶまれる男子生徒がいました。校長室に呼び出すと、その男子生徒は学校批判を始めました。入学してからどんな目にあってきたかを並べ立て、ある教師を批判し、すべてに抗議をしました。

私はそれをじっと聞き、最後に、「君の言うことはわかりました。君が学校に不満があるのもよくわかった。だからといって君がそういう行動をとるということについて、君自身はどう思いますか」と聞きました。

彼はハッとした顔をしました。無言です。わずかの間をおいて、彼はうつむいたまま肩をふるわせて、ボロボロと涙を流し、泣き出してしまいました。大人びた理屈で、学校批判をしていた先ほどの顔とはまったく違い、小さな子どものようでした。

私は、職員会議で「もし彼が高校に上がって重大な問題を起こした場合は、私が全責任をとって校長を辞職します」と言い、その生徒の進学をなかば強引に押しすすめました。最初は反対していた大半の教師もしぶしぶ承認したものの、「校長は甘い、生徒はよく泣き落としの手を使うのです。だまされているんです」と言いました。

そうかもしれません。しかし、それでもいいのです。

子どもたちには、「復元力」があります。養護施設などでは、親からも社会からも冷遇されてきた子どもたちが、いろいろな悪さを重ね、これでもか、これでもか、と大人の前に突き出します。それは、本当に自分を最後まで信じてくれるのかどうか、周囲の大人たちを試しているのです。何度も試しながら、それでも自分を認めてくれるのだとわかったとき、子どものこころから不安感が消えていき、人間として成長していきます。

子どもは、ヨットのように転覆しそうになると元に戻ろうとする力があります。なにがあっても乗り越えていける可能性があります。親や周囲の大人は、それを信じることが大切です。父親や母親、学校の先生が子どものことを信じてやらなければ、だれが信じてやれるのでしょう。かならず元に戻ってきます。

若いお母さんたちに言います。あなたの子育てをもっと楽しんでください。「エンジョイ、ユア、ベビー（Enjoy your baby）」という言葉を大事にしてください。苦労はあると思いますが、それに倍する喜びもあります。子育て、子どもたちの教育に、私も専念していきます。

そして、もう一度くり返して、すべての大人に言います。子どもにはだまされてもいいんです。でも、大人はけっして子どもをだましてはなりません。

第四章　親にサインを送れない子ども

乳幼児の気になる様子

もともと赤ちゃんには生まれもった気質があります。育てやすい子（easy baby）、育てにくい子（difficult baby）、最初は育てにくいけれど、後で育てやすくなる大器晩成型の子（slow-to-warm-up baby）など、個性は千差万別だからこそ子どもはおもしろいのです。

また、子どもは、子ども自身がもっている生物学的な要因に加え、親とのかかわりを中心とする家庭環境、周囲との人間関係、経済状況、教育、社会状況など複雑な要因のなかで、揺れながら育っていきます。

その揺れは、時として子どもの表情やしぐさなどの変化としてあらわれることがあります。言葉で表現しきれないとき、子どもは、「体があらわす言葉」（ボディランゲージ）を使ってアピールしていると理解できます。

体があらわす言葉は、それぞれの年齢なりの表現の仕方があります。つまり、三歳ごろまでは、泣いたり笑ったりイヤイヤをするなど、だれにでも気づかれやすいような比較的単純な行動としてあらわすことが多く、三歳を過ぎると、しだいにこころのなかの不安を、遊び、絵、文字などで表現するようになるといった具合です。

こうした「体があらわす言葉」のなかには、発達障害の症状が隠れているかもしれません。乳幼児期の子どもの気になる様子をあげてみましょう。

◇あやしても反応がない

一歳までの赤ちゃんの場合、親がまず気づくのは「反応の乏しさ」です。赤ちゃんは生後二、三ヵ月ごろから、親があやせば笑ったり、泣きやんだりするのが普通ですが、親が顔を近づけて声をかけても、親の顔をみない場合があります。視線を合わせようとしないのです。また、抱っこをしても、体を反《そ》らせるようにして抱かれるのをいやがることがあります。このような場合、なんらかの発達障害、たとえば自閉症が疑われます。

自閉症の場合、生後四、五ヵ月くらいになると、人に対する無関心がみられ、ロッキング行動といって体を揺する行動が目立ちます。生後六ヵ月から一歳ごろには、人見知りをせず、バブバブという喃語《なんご》が少なく、手指をくねらせたり、手をひらひら振るような奇妙な動きがあり、親の姿がみえなくてもおとなしくしているといった特徴があります。

あやしても反応しない子には、自閉症のほかにも、言語の発達に関する障害や、耳や目に障害がある可能性も捨てきれません。また、もともと普通に反応していた子どもが、ある時期から急に反応しなくなった場合は、子どもの抑うつ状態がもっとも考えられます。幼い子どもでもうつ状態がみられます。親が突然亡くなったような別離体験や、虐待のような親の養育態度が原因となっていることがあります。

◇怒りっぽく、かんしゃくを起こしやすい

泣き声が大きく、かんしゃくもちで、好き嫌いが激しいという子どもは、三つの可能性があります。ひとつは、子どもの気質です。これは「扱いにくい」気質のように思えますが、別のとらえ方をすれば、元気で、反応が早く、主体性があり、個性的で、好奇心が旺盛《おうせい》なのです。そう考えると、好ましい気質ととらえることができます。小さいときの気質は、将来もずっとつづくのではなく、親子関係や環境の影響を受けてさまざまに変化していきますから、これからどうなるのか楽しみです。

二つめは、心理的な原因がある場合です。親から拒否されていたり虐待を受けていたり、両親が夫婦げんかばかりしている、などの環境で育つ子どもは、精神的に不安定で、ささいなことでもカッとなることがあります。叱《しか》られたり注意されると、極度の不安状態になり、その人との関係を回復することができず、自分の殻に閉じこもってしまったり、ひがみっぽくなり、ときには自分の体を傷つけることもあります。

三つめは、ＡＤ／ＨＤの場合です。子どもは落ち着きがないものですが、それが度を超えていること、注意が散漫であること、かんしゃくがあることの三つの特徴が七歳までにみられると、ＡＤ／ＨＤと診断されます。ＡＤ／ＨＤは、親のしつけや養育態度が原因ではなく、子どもの行動をコントロールする脳の働きが成熟していないために起こる行動障害なので、叱りつけるのは逆効果です。

精神遅滞やＬＤ、自閉症、アスペルガー症候群の子どもでも、脳の機能の成熟が遅れているので、ＡＤ／ＨＤの子どもと似たような行動をします。

◇一人遊びが好き

子どもの遊び方は、成長とともに変化していきます。最初は、指しゃぶりや寝返りをうったりして、自分の体をおもちゃにして遊びます。やがて手の届くところにある人やものに興味を示すようになり、母親の顔を触ったり、どのような声を出すと母親が来てくれるかといったことを確かめようとして、甘えて泣いてみることもあります。

保育園や幼稚園に行くころになると、「遊び方」を学び始め、友だちと遊び始めます。そして、友だちとのかかわりのなかで、なにが許されることなのかを知っていくのです。

しかし、保育園や幼稚園に行ってもなかなか友だちと遊ぼうとしない子どもがいます。いつも部屋のすみでポツンとしているのですが、本人はなにかに夢中になっていて、平気そうです。最初は友だちも声をかけたりしますが、いつものことなので、やがてほうっておかれるようになってきます。

その場合は、二つの可能性が考えられます。ひとつは、親子のこころの絆《きずな》が不安定で、友だちという未知なる世界に踏み出せない場合です。親の養育態度が拒否や過保護である場合によくみられます。

もうひとつは、発達障害が隠れている場合です。自閉症の場合は、多くの子どもが興味をもつようなおもちゃには関心がなく、カレンダーの数字、広告のマークなどに興味をもち、ほかの子どもが一緒に遊ぼうとすると、手を払いのけたり、大声を出して拒否します。また、アスペルガー症候群の子どもは「興味限局児」ともいわれるように、特定のものばかりに興味をもち、自己流の遊び方をします。集団行動が苦手なので、結果的に友だちと遊ぶことが少なくなります。

◇言葉の遅れ

言葉の発達は個人差がありますが、だいたい一歳ごろから「マンマ」などの単語が出始め、二歳前くらいには「マンマ・チョウダイ」などの二語文が出現します。言葉の遅れが目立つ場合は、言葉を話すことができるか、言葉を理解できるか、またそのときの状況の理解の仕方、対人関係のとり方などをみて、精神遅滞や難聴、言語に関するなんらかの障害がないかを判断していきます。

自閉症の場合は、言葉の遅れとあわせて、人見知りをしない、友だちと遊べない、こだわり行動などがみられるので区別できます。アスペルガー症候群の場合は、言葉の発達が遅くても、言葉が出始めると急速に発達し、ほかの子どもに追いついてしまうことが多いという傾向があります。

また、家庭では普通に話しているのに、保育園・幼稚園や特定の場では一言も話さない子もいます。これは「緘黙症《かんもくしょう》」といって、自閉症の言葉の遅れとは少々違います。緘黙症は、言葉を話す能力はあるのに、家族以外の人と話すのを拒否し、比較的長期にわたって沈黙し続ける状態です。恥ずかしがり屋で引っ込み思案の子どもに多く、祖母などから溺愛《できあい》されていたような子や、完全主義的な母親だったり、父親の存在感が乏しいために、母親との結びつきが過剰に強いといった、心理的な要因があるとして注目されています。

◇同じ動作をくり返す

自閉症やアスペルガー症候群の子どもは、同じ動作をくり返すことがあります。とくに自閉症の場合は、手をひらひらさせたり、つま先立ち歩きをする行動がよくみられますが、これは同じ動作をくり返すことによって得られる刺激に没頭し、その行動にこだわっているためです。

それとは別に、パチパチと瞬《まばた》きしたり、肩をすくめたり、首を左右に振ったり、咳払いや鼻をクンクン鳴らすような奇妙なしぐさをくり返す子がいます。「チック症」といいますが、これは自閉症の子がくり返す動作とはちょっと違います。

チック症の子は、人と視線も合わせますし、友だちとも遊びます。男の子に多く、四歳ごろから目立つようになり、一〇人に一、二人とかなり率の高い症状です。幼稚園に通い始めて五月の連休が終わったころ、環境になじめないなどのストレスが、チック症が起こるきっかけになったりします。

なお、チック症はこれまで、もっぱら心理的ストレスが原因と考えられていましたが、最近では生物学的な要因もあると考えられています。ストレスや体質、脳のなかの化学物質の状態など、いくつかのことがらが複雑に絡み合って発症すると考えられています。

子どものストレスをとり除き、子どもをリラックスさせるように環境を整えていくことで、多くの場合は成長とともに症状がなくなっていきます。

自閉症の子も同じような動作をくり返しますが、それ以外にも変わった様子があるので、なんとなく違うと、親も気づくものです。

ここにあげたような症状は、背景に隠されているかもしれない問題を発見するのに大切なポイントです。子どものこころの問題をできるだけ早くとり除いたり、子どもの発達を阻んでいる要因を把握することは、たとえ障害によるものでなかったとしても、子どもの成長にとって非常に意味のあることです。

ぴったり寄り添うのが普通

では、一般に、子どもは親とどのようにかかわりながら発達していくのでしょうか。

子育てというと、親が子どもに対して、どのように働きかけたかという一方通行の矢印でとらえられがちですが、実際の子育ては、親と子の両方向の矢印によって成り立っています。うまくいっている親子の関係は、母親は子どもに働きかけて刺激を与え、子どもはその刺激に対して反応を示し、その反応を母親は受け止めて、また子どもに返していく、という両方向のやりとりがあるのです。つまり、子どもは単に受け身の存在なのではなく、泣く、笑う、後追いするなどの行動をすることで、母親の養育行動を引き出している能動的な存在ということができます。

通常、生まれてから一歳半ごろまでの赤ちゃんは、泣くことによって、母親がどんな反応をするかを確かめます。「子どもは泣くのが仕事」は本当です。また、非常に早い時期から、母親の語りかけや顔の表情、手の動きなどをみて、表情やしぐさをまねします。親は、その子どもの反応を受け止め、さらに子どもに刺激を与えて、お互いに寄り添っていくのです。専門的には、同調していくといいます。このような関係を積み重ねていくことによって、子どもは、母親を特定の存在ととらえ、「愛着」（アタッチメント）を形成していきます。

精神分析学者のボウルビィは、子どもが母親と視線を合わす、あやすと笑う、母親の姿を目で追うなどの行動を、子どもが母親に愛着を示す現象と考え、「愛着行動」と呼びました。愛着とは、母と子のこころの絆であり、エリクソンのいう「基本的信頼感」にもつながります。

こころの絆は、子どもの成長にとって非常に大切な意味をもっています。母親とこころの絆でしっかりと結ばれた子どもは、母親をこころの「安全基地」として、見知らぬ世界の探索に出かけることができるようになります。ボーダーラインチャイルドの了にはない、母港です。

安全基地を出る最初の探索は、母親の目の届く範囲にとどまり、母親の膝《ひざ》に触れながら、新しいおもちゃに手を伸ばしたり、少しだけ母親から離れて、自由に遊んでは、すぐに母親の元に戻ってくるという小さな一歩から始まります。

やがて三、四歳ごろになると活発に動き回るようになり、少しずつ母親から離れる距離が大きくなっていきます。いたずらをすることも多くなり、親に叱られながら、子どもは「していいこと」と「してはいけないこと」を学び始めます。こころの絆がしっかりと結ばれていれば、子どもは叱られても、しばらくすると母親の元に近寄ってきて、いつもの親子関係に戻ることができます。

四、五歳ごろになると、子どもは、実際に母親から離れて、友だちと遊んだり、活発に動き回ることができるようになります。母親とこころの絆がしっかり結ばれているからこそ、母親が目の前にいなくても、見知らぬ世界を探索することができるのです。「親離れ」です。

そして、探索でくたくたに疲れたり、友だちとけんかをして傷ついてきても、母親という「安全基地」に戻ってきて体とこころを癒《いや》し、エネルギーを蓄えて、再び探索に出掛けていくのです。このようにして、子どもは「安全基地」と「見知らぬ世界」の間を往復しながら、少しずつ行動半径を広げ、成長していきます。

こころの絆が結びにくい

母親にかかわってほしいというサインは、泣いたり、笑ったり、しがみつくことであらわします。ところが、発達障害の子どもは、最初から反応に乏しく、こういったサインを送りにくい傾向があります。ひとりにしておいてもおとなしくしている子どもと、よく泣いて、頻繁に母親を呼ぶ子どもとでは、どちらが母親とのかかわりが濃密であるかいうまでもないでしょう。

その子が歩き始めるようになって、著しく落ち着きがなく動き回るようになると、ちょっと目を離した隙《すき》にとんでもないいたずらをしたり、大けがをしたりと、親は休む間《ま》がありません。たいていの子どもはそういう経験を親にさせるものですが、発達障害のある子どもは、その度がすぎているのです。

たとえばデパートのなかで勝手にどこかへ行ってしまい、長い時間母親の姿がみえなくても平気です。親のほうが一生懸命捜し回り、ようやくみつけても子どもはさほどうれしそうな顔もしません。そういった苦労のくり返しに、親は子育てに疲れ、子どもと積極的にかかわろうとしなくなることがあります。

このように発達障害の子どもは、親にサインを送れなかったり、送り方が変わっているために、親は子どもの要求がわからず、こころの絆を築くことができにくくなってしまうこともあるのです。

生後七、八ヵ月ごろにみられる〝人見知り〟は、愛着形成がしっかりできているかどうかを知る目安になります。

親との愛着形成ができている子どもは、見知らぬ人に出会うと、不安と興味がない交《ま》ぜになった状態になり、緊張しながらじっと相手をみつめたり、泣き出したりします。これは見知らぬ人と母親とを見分けている証拠であり、母親とのこころの絆がしっかりと結ばれている証拠です。人見知りをしない子どもは、見知らぬ人に対しても母親に対するのと同じような反応を示してしまうので、なれなれしい感じがします。よく「愛想のいい子だ」「度胸のある子だ」などといわれますが、じつは母親との絆がきちんと結ばれていないのかもしれません。また、反対に、三、四歳になっても母親のスカートをつかんで離さないといった、親にべったりしている子どもも、こころの絆が不安定である可能性があります。

乳幼児期の親子関係は、子どもの成長にとって、とくに大切な意味をもっています。子どもは親との関係を基盤にして、人と信頼関係を結びながら、実《みの》りある社会生活を営んでいくからです。思春期の子どもたちが「根源的な不安」を抱き、さまざまな問題をあらわすのは、この時期に親子がぴったりと寄り添えない、なんらかの原因があったのかもしれません。

風変わりな人、よくわからない人

子どもの成長のためには、発達障害を早く発見することが大切です。しかし、最近よく知られるようになったアスペルガー症候群は、自閉症と同じ発達障害のひとつですが、小さいころに典型的な症状が出ることは少なく、どうしても発見が遅れます。また、知的能力も正常、人によっては学業が非常に好成績、コミュニケーションも一見、問題がないので、ある程度の年齢になるまで気づかれないことがほとんどです。だれにも理解されず、「風変わりな人」「自分勝手な人」などとみなされ、集団のなかで浮いた存在になっていることも少なくありません。

アスペルガー症候群のB君の例を紹介しましょう。彼は一流大学を卒業後、ある大手の建築会社に就職し、将来の会社を背負うべきエリートとして期待されていました。

ところが、新人研修会が終わった後に開かれたコンパで、B君はちょっとした失敗をしてしまいます。ひとりずつ自己紹介をするときに、多くの仲間たちが「〇〇大学出身の△△でーす。よろしくぅ」などと明るくあいさつをしているなかで、彼は現在の日本の経済状態のなかで、わが社はどうあらねばならぬかということを滔々《とうとう》と演説してしまったのです。

楽しい飲み会の席は一気にしらけ、「あいつはエリートであることを鼻にかけている」と周囲から反感をかうことになりました。

さらにいけないのはそのあとです。二次会で行ったカラオケでのこと。カラオケがはじめてだったB君は、どうしていいかわからず、同僚から「みんなの知っているような歌を歌えばいい」というアドバイスを文字どおり受けとって、なんと『君が代』を歌ったというのです。鼻もちならないヤツという評価に、変人という評価まで追加されてしまいました。

仕事がスタートしてからも、B君はなにかと浮いた存在でした。彼は非常に優秀でしたが、その場にそぐわない正論を述べ、上司や同僚とそりが合わないのです。それが積み重なり、とうとう庶務課に異動になりました。会社の備品、文房具類の管理、しかもほかの人のアシスタントです。エリートとして採用されたのに、いわゆる窓際への配属でした。しかし、B君は、文句ひとつ言わず、くさることもなく、社内をまわって、ボールペンの数をていねいに数えあげています。

そんな彼の唯一の悩みは、恋人がつくれないことでした。会社の近くの喫茶店に気になる女性がいて、彼女のいる店に頻繁に行きました。彼は、「自分が好きだ」から「相手も自分を好きだ」と思い込んでいました。

最初は、大企業の、それもエリート候補生が会いにきてくれるということで、彼女も喜んでいました。しかし、接客中やレジにいるときに突然やってきて、注文もせず「あなたは美しいですね」などと言って去っていく彼の行動を不審に思い始めました。彼の奇行は社内のうわさとなり、「あいつはまたエリートを鼻にかけている」と非難されるようになりました。

B君は、「店に行って彼女にいろいろ言ってはいけない」という上司からの注意を受けると、ピタリと店に行かなくなりました。

ところが、毎日、店の終わるころを見計らって、彼女の帰宅途中の道で待つようになってしまいました。そして彼女をみつけると、「あなたは美しいですね」とだけ言って去っていきます。ストーカーのようで、ますます気味が悪くなった彼女をよそに、彼は「店に行ってはいけないというから、外で待っていたんだ」と悪びれる様子はありません。

ちょっと笑い話のようですが、B君にとっては深刻な問題です。そして、これがアスペルガー症候群なのです。一見、普通にみえるのに、対人関係に障害をきたし、状況にふさわしい行動ができないという、みえにくい障害です。

犯罪ではなく悪気のない「反応」

日本では、少年犯罪と結びついたかたちで語られることが多くなったアスペルガー症候群ですが、この障害自体に反社会性はありません。

私鉄沿線の駅前で大騒ぎを起こしたC君は、事件当日、電車を降り、階段を降りていきました。後ろから急いでいるらしい男性が走ってきて、改札口で一緒になりました。自動改札の前に立ったまま、キップをかばんから探しているC君に向かって、その男性は、邪魔だからどいてくれと注意しました。その言葉に対して、C君は理路整然と反論しました。

「改札口にはぼくのほうが早く着いている。自動改札は一ヵ所しかないのだから仕方がない。キップを入れないと、ここは通過できないのだが、今探しているところだ。それを追い越そうとするおまえのほうが悪い」

　アスペルガー症候群は、独自のかたい理論にこだわる傾向が強く、状況に合わせて、理論を柔軟に使い分けるようなことが苦手です。C君にしてみれば、自分の正論を相手に言っただけで、そのことが相手を怒らせようとは考えていませんでした。自分のしたことが、結果としてどんな事態につながるか、想像できないからです。

　しかし、C君のことを知らない男性は「なんだと」と怒りだし、彼の胸ぐらを摑《つか》もうとしました。驚いた彼は、おそろしくなって、改札をとびこし、駅前広場に走りました。C君が走っていく先には生花店が店を開いていて、花がいっぱい入ったバケツがいくつも置いてあります。まっすぐ走ったほうが早いと、C君はバケツをよけずに走り、次々に花もバケツもひっくり返します。それでも男性は追ってきます。駅員も追いかけてきます。目の前にコンビニがみえたので、飛び込もうとします。しかし、背後に男性と駅員が迫っていることを知った彼は、自動ドアが開くのを待てないと、せっぱ詰まり、コンビニの横に置いてあったビールのケースを投げつけて入り口のガラスを割り、店のなかに逃げ込みました。それでも追いかけてくる男性に、陳列してある品物を手当たりしだい投げつけたところで、C君は警察官にとりおさえられました。

C君の行動はなかなか常識では理解されにくいものですが、彼にとっては、危険にさらされ、乱暴な言葉やその場にあるものを相手に投げつけることで応戦する「自己防衛」だったのです。ただ、その方法がちょっとばかり過剰でしたが。

この一件で警察に逮捕されたC君は、精神鑑定の結果、「統合失調症型人格障害の心因反応」と診断され、精神科に入院することになりました。しかし、C君の父親から依頼されて私が診察してみると、アスペルガー症候群の典型的な特徴に当てはまりました。

この例のように、アスペルガー症候群の子どもが犯罪を犯すとしても、社会の無理解や誤解などに対しての単なる「反応」と考えることができます。けっして反社会的な行動でも、非行でもないのです。

とくに、アスペルガー症候群の子どもたちは、不満やストレスがあった場合、そのつど解消することができません。そのストレスが限界まで蓄積し、どうにもならなくなったときに、ちょっとした刺激をきっかけに「キレて」しまうことがあります。その矛先《ほこさき》は、まったく関係ない人にも向けられることがあるので、トラブルを生み、彼らの理解のされにくさにつながっているとも考えられます。

また、もっと大きな視点で、アスペルガー症候群の子どもたちの行為が犯罪につながる要因を考えることも必要です。つまり、この障害の子どもも根源的な不安をこころに抱えている傾向があることを見過ごすことができません。その不安が膨《ふく》らんで大きくなりすぎると、自分ではコントロールできず、爆発してしまうのです。ただし、これはアスペルガー症候群ではない一般の子どもたちにも当てはまることです。問題は、子どもが根源的不安を抱くような親子関係が、なぜつくられたのかということでしょう。

私が思うには、アスペルガー症候群は、乳幼児期に親にサインを送ることができず、親との愛着形成が不十分になりがちなために、根源的な不安がこころに根づいてしまったのでしょう。それに対して、子どもは一生懸命に親にサインを送っているのに、親がサインを無視したり、拒否したりすることで不安を抱えこむのがボーダーラインチャイルドです。

サインを送れないか、送っても受けとってもらえないか——。どちらの場合も、思春期ごろになると似たような症状を示しますが、発生のメカニズムは違うのです。

脳の機能障害が原因か

では、アスペルガー症候群や自閉症、ＡＤ／ＨＤなどの発達障害は、どのように発生し、成り立っていくのでしょうか。

これらの障害の原因は、脳の機能の成熟の仕方に先天的な障害があるためと考えられています。自閉症では、いくつかのDNAの配列異常が指摘され、複雑に絡み合って発症すると考えられています。これまで十数個のそのようなDNAがみつかっています。

しかし、四〇年ほど前までは、自閉症は心理的な要因で発症すると考えられていました。自閉症は、一九四三年にレオ・カナーによってはじめて報告されましたが、このときカナーは自閉症の子どもの両親について、「きわめて冷たく機械的な子育てをした」「知的レベルは高いが、真のあたたかさに欠け、強迫的な性格である」という報告もしています。この報告がやがて、「自閉症＝親の愛情不足」という考えに発展していったと考えられます。日本でもつい最近までは、自閉症の子どもをもつ親に「もっと子どもに愛情を注いでください」という指導が普通におこなわれ、結果的に親を心理的に追いつめてきました。

現在は、こうした心理的な要因によるという説は否定され、親の養育態度とは関係ない、生物学的な要因によるという説が主流となっています。

自閉症の子どもの発症率は、およそ一〇〇〇人に一～二人とされ、男女比は三～五対一で男の子が多いとされています。六〇～七五パーセントは知的障害をともないます。

アスペルガー症候群の発症率は、まだ報告が少なく、障害の定義のとらえ方に若干の違いがあるので、はっきりしたデータはありません。自閉症と診断された子どものうち八分の一はアスペルガー症候群ではないかとする説や、子どもの人口一〇〇〇人のうち二〜五人がアスペルガー症候群という説などがあります。男女比は八対一で、男の子が圧倒的に多数を占めています。

AD／HDはもっとも多く、学童期の子どもの一〇〇人に三〜五人といわれています。男女比は四〜五対一と男の子に多いといわれますが、女の子は発見されにくいのではないかという意見もあります。

いずれにしても、これらの障害はまれなものとはいえないのです。子ども一六人に一人はなんらかの「いわゆる軽度発達障害」があるという報告もあります。

まだ不明な発症のメカニズム

自閉症の子どもは、脳のなんらかの機能不全が原因で、発達が障害されると考えられています。MRI（磁気共鳴断層画像）検査のような最近の脳の画像診断方法や神経科学の発達によって、それを裏づける詳細なデータも報告され始めています。

たとえば、自閉症の子どもは、小脳の一部が普通より小さいとされる報告がありますが、それが自閉症の症状とどうかかわるのかはまだ解明されていません。また、自閉症やＡＤ／ＨＤの子どもは、脳のなかを情報を伝えるために飛び交っている脳内物質の働きに異常があるのではないかとされていますが、どの物質にトラブルがあるのかは不明です。

いずれにしても、生後三年くらいたつと、発達の遅れが目立つようになり、先に述べたようなさまざまな症状があらわれてくるようになります。

さらに複雑なのは、発達障害の子どもは、親にサインを送れなかったり、サインの送り方が変わっているために、親とよい関係をもちにくいという特徴があることです。そのことにも気づかず、適切な対応をとらないと、親子のよい関係によってもたらされるこころの発達にも、マイナスの影響を与えてしまうことがあります。発達障害の発症は、親子の関係のよしあしだけが原因ではありませんが、脳の機能不全のような生物学的な要因があることを知っておかないと、ぎくしゃくした親子関係を気に病んだり、かみ合わない関係を進めてしまいかねません。

さらに、子どもが行動範囲を広げ、社会と接するようになると、周囲から誤解されたり、冷たく対応されたりすることが少なくありません。そのストレスが積み重なると、発達障害のうえにこころの病《やまい》まで併発することがあります。

このように発達障害は、生物学的な要因を基盤に、さまざまな要因が絡み合って成り立っていることがわかります。生物学的な要因は不明な部分が多く、現段階で根本的な治療はできませんが、親や社会との関係で生じる心理学的な問題は、できるだけ少なくすることはできるでしょう。

「実行機能障害」が共通している

脳の機能不全による障害といっても、どんな障害なのかピンとくる人は少ないでしょう。発達障害の子どもの脳のなかでは、どんなことが起こっているのかを説明する前に、脳の機能について、簡単に説明しておきましょう。

脳の働きは、スーパーコンピュータの入力—検索—出力にたとえられます。たとえば、私たちのまわりにはさまざまな情報がありますが、そのなかからある情報を選んで入力すると、脳はこれまで蓄積された情報を検索しながら、その情報にはどんな意味があるのかを判断し、反応（行動）を出力します。そして、その反応（行動）が状況にふさわしいかどうかを点検し、微妙に修正しながら、反応（行動）を出力し続けるのです。このしくみを「脳の

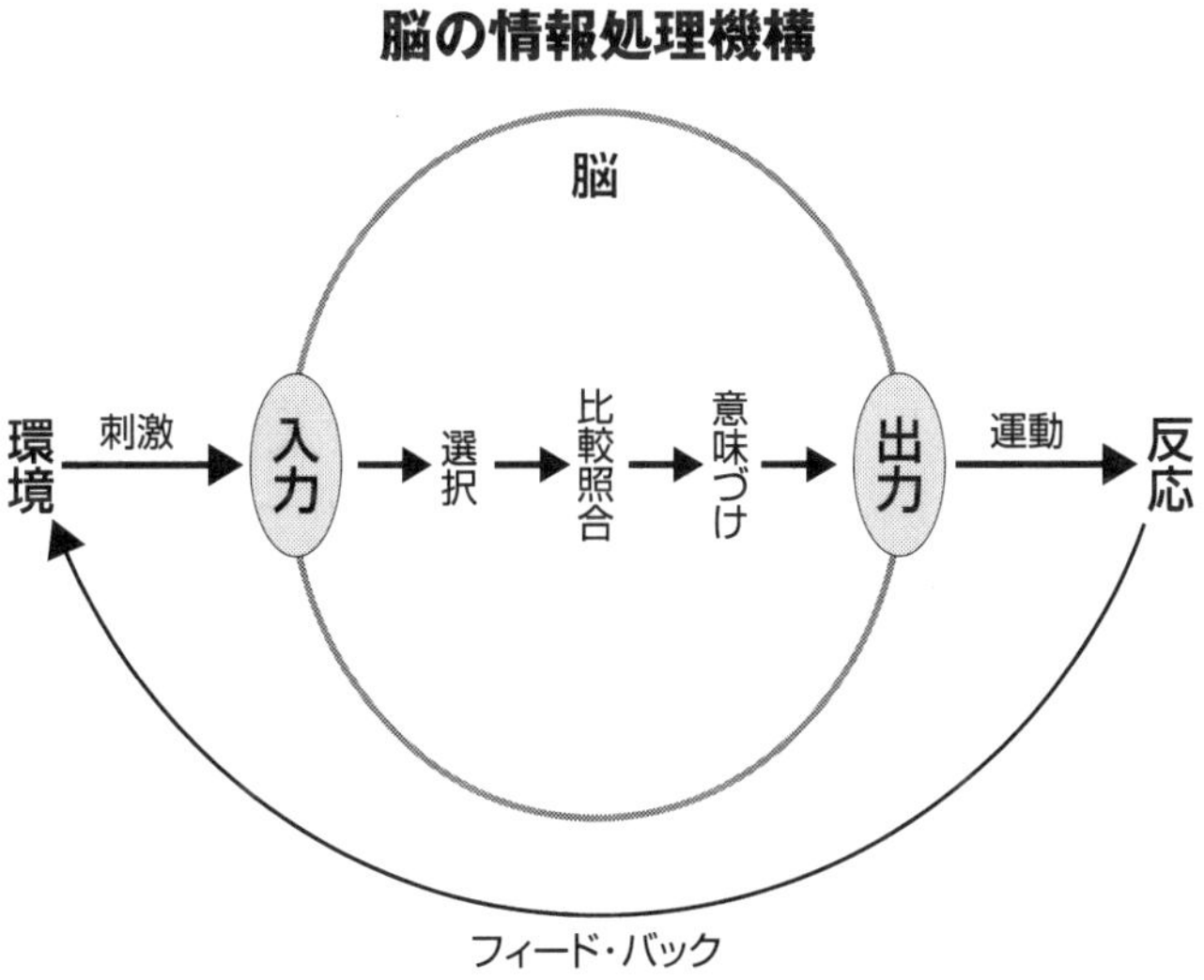

情報処理機構」といいます。

つまり、人が行動するときには、どの情報を選択するか、その情報に対してどんな意味づけができるか、その状況に合った行動はどのようなものか、という判断を瞬時におこない、その人らしい行動をさせているのです。これは脳の「実行機能」といわれ、最近、注目されている概念です。

ところが、自閉症やアスペルガー症候群、ＡＤ／ＨＤの子どもたちは、この実行機能に障害があると考えられています。

実行機能が障害されると、状況に合った行動や、結果の推測ができなくなります。ほかの子どもにのせられて危ないことをやらされてしまったり、事故にあうことが多いのは、行動に移す前に、その行動によってどんな結果が引き起こされるかを考えることができないからです。授業中に突然大声を出したり、ほかの人やものに勝手に触ってしまうことがあるのは、すべての感情を人前にあらわしてしまい、抑制することができないためでしょう。

また、私たちが日常的な行動をあらためて意識しなくても普通にできているのは、脳のワーキングメモリーといわれる記憶の機能が働いているからです。しかし、発達障害の子どもは、このワーキングメモリーがうまく働かないため、正しい順序でものごとをおこなうことが苦手となるのです。

実行機能障害は、ＡＤ／ＨＤでは大人になって脳が成熟してくると、ほとんどの人が改善していきます。大人になってもつづいている場合はアダルトＡＤ／ＨＤといいますが、大人全体の五パーセントの人が該当するといわれています。八〇人いれば四人ですから、非常に多くいることになります。

一方、自閉症やアスペルガー症候群は、大人になってもさほど変わらず、障害は一生つづくと考えられています。ですから、実行機能の障害をどのようなトレーニングで改善していくのかが重要な課題のひとつになってきます。

第五章　見極めがむずかしいアスペルガー症候群と自閉症

過去と現在をよくみたうえで

内科の病気は、X線やMRI、CTなどの画像診断をしたり、血液検査などをして病気を発見することができます。医師から目にみえる画像や数値として異変を示されるので、患者さんにもよくわかります。ところが、児童精神科では数値であらわせるような検査ができません。目にみえないこころの発達の状態を把握するには、その子どもがどんな家族のなかで、どんな関係を結び、どのような発達の仕方をしてきたか、一つひとつ成長の過程をたどりながら、手探りで診断していくことになります。

発達障害の診断では、はじめにその子がどのような家庭でどのような育ち方をしてきたのかをよく調べ、子どもの行動を観察していきます。母親に、その子が生まれたときの状況、赤ちゃんのときの様子、どんな発達をしてきたのか、なにが心配な点だったのか、といったことを注意深く聞きながらチェックしていきます。とくに赤ちゃんから幼児期にかけて、親子がどのような愛着関係にあったのかという点は、重要なポイントになります。

家族についての情報も、発達障害の子どもの親や祖父母には、似たタイプの人がみられることから、ひとつの手がかりになります。父親や母親の性格やものの考え方だけでなく、それぞれがどのような育てられ方をしてきたのか、子ども時代はどんな様子だったのかということも聞きます。

つぎに、子どもの行動を観察します。自閉症やアスペルガー症候群によくみられる特徴と照らし合わせ、症状が該当するかどうかチェックしていきます。

このように発達の仕方、家族の様子、行動の観察結果を総合的にとらえながら、最後にそれぞれの障害の診断基準に当てはめ、その子どもの症状がどの障害に分類されるのかを考えていきます。日本では、アメリカ精神医学会の診断基準（ＤＳＭ－Ⅳ）と世界保健機関（ＷＨＯ）の診断基準（ＩＣＤ－10）が使われています。

診断には十分に時間をかけなくてはなりません。子どもの発達の様子を聞かなかったり、行動を観察せず、単純に診断基準に当てはめただけでは、正確な診断はできません。発達障害の症状は、どれもよく似たところがあり、典型的な症状ばかりではないからです。診断基準のチェックだけで考えますと、場合によってはひとりの子どもに複数の診断名がついてしまうことがあるほど、診断は容易ではありません。

診断は、よほど典型的な例でないかぎり、すぐにはわからず、時間がかかります。何度も何度も医師のところに通ってようやく数年たってからアスペルガー症候群と診断できた例もあります。私の場合は、何日かかけて、いろいろな時間帯で会ってみます。同じ子どもでも、日によって、時間帯によって、調子を変えている場合があるので、その点を考え、診断を検討できるからです。

幼いころのサインの送り方をみる

発達の様子を聞くときの内容を説明しましょう。

私たち児童精神科医は左ページのような項目をチェックしながら、親子関係がどのようにダイナミックに展開してきたかをみていきます。これは、私たちが外来で、こういう項目で診察をする、ひとつのサンプルです。お気づきのように、母子手帳の後半に記載されている項目と共通する部分があります。

質問はなるべくわかりやすい言葉にしています。たとえば、社会的微笑（social smiling）の有無をチェックする場合、母親が答えやすいよう具体的に「あやしても、顔をみたり笑ったりしませんでしたか」という質問をするのです。もしも児童精神科で診察を受けるなら、母子手帳や育児日記を持参するとよいでしょう。こういった記録は、当時のことを正確に思い出すために非常に役立ちます。

乳幼児期発達のようす

1	あやしても顔をみたり笑ったりしない
2	小さな音にも過敏である
3	大きな音にも驚かない
4	喃語（バブバブというような言葉）が少ない
5	人見知りをしない
6	家族（とくに母親）がいなくても平気でひとりでいる
7	親の後追いをしない
8	名前を呼んでも声をかけても振り向かない
9	表情の動きが少ない
10	イナイイナイバーをしても喜んだり笑ったりしない
11	抱こうとしても抱かれる姿勢をとらない
12	視線が合わない
13	指さしをしない
14	2歳をすぎても言葉がほとんど出ないか、2～3語出たあと会話に発展しない
15	1～2歳ごろまでに出現していた有意味語が消失する
16	人やテレビでみた動作のまねをしない
17	手をひらひらさせたり、指を動かしてそれをじっと眺める
18	周囲にほとんど関心を示さないで、ひとり遊びにふけっている
19	遊びに介入されることをいやがる
20	ごっこ遊びをしない
21	ある動作、順序、遊びをくり返したり、いちじるしく執着したりする
22	おちつかなく、手を放すとどこに行くかわからない
23	わけもなく突然笑い出したり、泣き叫んだりする
24	夜寝る時間、覚醒時間が不規則である

「人見知りをしない」「親の後追いをしない」などの子どもは、親子の愛着関係が十分つくられていないことが考えられます。

乳幼児期の様子を調べることで、子どものほうから親に出すサインが少なかったケースなのか、子どもが一生懸命サインを出しているのに親が拒否したタイプなのか、またはその両方に問題があったのか、ということがあきらかになってきます。

特徴的な行動からわかる自閉症

子どもは、言葉で表現するかわりに、行動や体の変化というかたちでこころの状態をあらわします。それらが自閉症の特徴的な行動であるかどうかは、子どもの発達障害についてくわしい児童精神科医の目でみなければ判断できません。

表情、視線の合い方、親やまわりの人がなにかに注目させようとしたときそちらを見るか、話し方、遊び方、おもちゃの使い方などを観察します。

自閉症の場合、次のような行動がみられることがあります。

まず、自閉症の子どもは表情や視線の合い方が独特です。ものを正面から見ないで、視野の端で見ることがあります。わざわざおもちゃや本などを顔の横にもってきて見るのは、いかにも奇妙に思えますが、本人にしてみれば、このほうが見やすいのだそうです。

対面して話しかけても、視線が合わず、よそよそしい態度をとることもあります。これは、私たちが言葉の通じない外国人と出会ったとき、意識的に目をそらしたり、質問されても聞こえないふりをしたりするのとよく似ています。コミュニケーションの障害がある自閉症の子どもたちにとって、私たちとのコミュニケーションは「外国人」とのコミュニケーションのように感じられるのだと考えると、こうした行動も理解しやすくなります。

また、自閉症の子どもたちは、「共同注視」が苦手です。共同注視とは、周囲の人が「あれ」とあるものを指さし、注意をそちらに向けさせれば、その方向を見ることです。ところが、自閉症では注意を促しても、その方向を見ることができません。

話し方や会話の成り立ちも独特のものがあります。人から言われたことをオウム返しにしたり、疑問文で要求したりします。

自閉症の子どもはひとりで遊ぶのを好みます。友だちがかかわろうと近寄ってくると、友だちを押しのけたり、いやがったりします。また、同年代の子どもが興味をもつようなおもちゃではあまり遊ばないことがあります。おもちゃで遊んでも、通常の遊び方とは少し変わっています。たとえば、車のおもちゃで遊ぶ場合、車を走らせて遊ぶのではなく、タイヤのゴムの感触にこだわり、何度も指で回しているなどの自己流の遊び方が特徴です。

自閉症の子どもの症状であまり一般の人に知られていないのが、自己刺激的行動と呼ばれるものです。たとえば、眼球を激しく指でつついたりします。指目現象《ゆびめげんしょう》といわれる症状です。私が受けもった子のなかにも、あまりに激しくつつくので、成人してからついに眼球が破壊されて、摘出しなくてはならなくなった例があります。

手振り現象は、目の前で、手をひらひらさせ、前かがみの姿勢でぐるぐる回りながら奇声を発します。

つま先立ち歩きもよくみられます。人間は歩き始めの一週間か一〇日は、つま先立ちで歩いているそうですが、これが三歳になっても四歳になってもつづくのです。以前はこれを自閉症のひとつの症状とはわからずに、生まれてくるときに外傷を受けたためだと考えられたこともありました。児童精神科を受診する前に整形外科で診察を受けて、アキレス腱を切断する手術を受けてきたという例もありました。しかし、よく観察すると、かかとをつけている時間もあるので、足の機能がおかしいわけではありません。

これは診断には時間をかけないといけないというよい例です。そのときだけでつま先立ち歩きをしていると判断するのではなく、たとえば、教室ではどうか、家庭ではどうか、戸外に出たときはどうか、という目で観察しなくてはなりません。

また、自閉症の子どもたちには、指耳現象《ゆびみみげんしょう》という症状もよくみられます。耳を押さえる行動で、いやなことがあると、手のひらや指をつかって音を遮断するのです。とくに自閉症の子どもたちは、赤ちゃんの泣き声と女性がだれかを叱《しか》っているときの声に敏感に反応します。彼らは幼いころから、母親によく叱られてきたので、それを思い出すのかもしれません。

それだけでなく、自閉症の子どもたちは音に対して独特の反応を示します。たとえば、冷蔵庫が唸《うな》る音、エアコンの室外機のファンが回る音、いすがきしむ音、配水管に水が流れる音、遠くで車が走る音……日常にはさまざまな音があふれています。私たちは、こうした音が氾濫《はんらん》する部屋で人と会話をしても、人の声を選択的に聞きとり、スムーズに会話をすることができます。しかし、自閉症の子どもはさまざまな音の氾濫のなかから、選択的に声を聞き分けることができず、いろいろな音が同時に耳に入ってくるような聞こえ方をしていると考えられています。

自閉症の子どもが指目現象や指耳現象といった自己刺激的行動をするのは、特定の刺激をくり返し得ることによって、ほかの刺激を遮断しようとするためとも考えられています。

『自閉症だったわたしへ』という本の著者であるドナ・ウィリアムズは、買い物に行くときなど、ヘッドホンで好きな音楽を聞いて、ほかの音を遮断しなければ不安でしかたない、と書いています。

自閉症の子どもはキラキラするものや光るものが大好きです。一般の子どもも好きですが、自閉症の子どもの場合はそれにこだわり、何歳になっても追い続けます。歩けるようになってプールに行くと、水面ばかり見ていたり、海岸ではおそれずに海に入っていきます。普通なら、波がドーンと迫ってくるとキャーッと歓声をあげながら戻ってくるものですが、自閉症の子どもにはキラキラ光る水面しか目に入っていないので、光を追いかけてどんどん沖のほうに歩いていってしまいます。

私の経験による印象では、自閉症の子どもは臭《にお》いにも敏感です。このように、感覚的な刺激に対するある種のこだわりがあるようです。

人に対しても感覚が敏感すぎるので、人との関係のとり方が苦手です。それは人との関係を遮断しないと生きていけないのではないか、と私には感じられるほどです。

絵にあらわれる潜在的な能力

三、四歳を過ぎると、特徴は絵にもあらわれます。かつてレオ・カナーが、自閉症は潜在

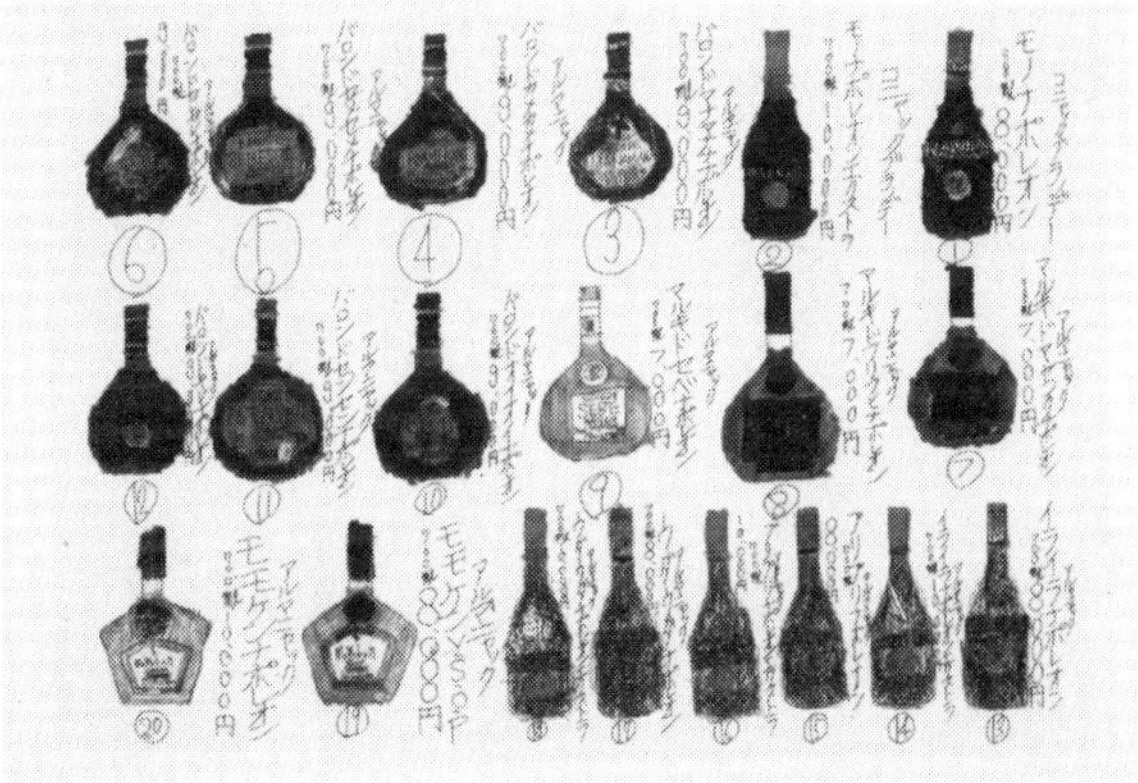

ブランデーの瓶

的な能力が非常に高いといったように、あっと目をみはるような絵を描くことがあります。

自閉症の子どもが描いたブランデーの瓶《びん》の絵は、驚くべきものです。子どもなので、ブランデーの味が好きというはずはないのですが、なぜか瓶の形に強い興味をもっています。そして、名前や量、値段などをすべて記憶していて、細かく絵にあらわしたのです。

ロボットの絵の精密さにも驚嘆します。ロボットは、どれも似た形のようですが、よく見ると、すべて描き分けてあります。単なる外観だけでなく、細かい線がたくさん描いてあるのは、ロボットそれぞれにさまざまな機能をもたせているのでしょうか。

また、別の子どもが描いた競馬場は、まるでへリコプターで上から写真撮影したように、詳細に描いています。通常は、馬や騎手、一部の観客などに焦点を当て、そのほかのものはあまり描かないものですが、この子の場合は情報の取捨選択ができていません。観客席をアップにすると、一つひとつの顔が五百羅漢《らかん》のように全部描きこまれているのには驚き、その根気には感心してしまいます。

興味深いのは、この競馬場の一部でも変更があると、彼らは、まったく新しい場面としてとらえてしまうことです。常に、みた一瞬の場面が入力されて、それが連続して将来どのように展開していくかという思考が苦手なためです。

ちなみに、絵の場面が変わることを苦手とするだけでなく、作業する環境が変わることも苦手です。ここでしている作業を、向こうの机に移ってやりなさいなどと言うと、非常に混乱してしまうのです。彼らにしてみれば、ここでやっていることと、向こうの机でやることとは、まったくつながりのないものなのです。彼らは混乱しながらも、画用紙を裏返したり、臭いをかいだり、なめたりと、さまざまな独自の観察をして、前におこなっていた作業とのつながりをなんとか探そうとします。

また、自閉症の子どもは、体のどの部分になにがあるかということがとらえられないということがわかりました。重度の知的障害をともなう自閉症の一五歳の子どもが、目を開けた

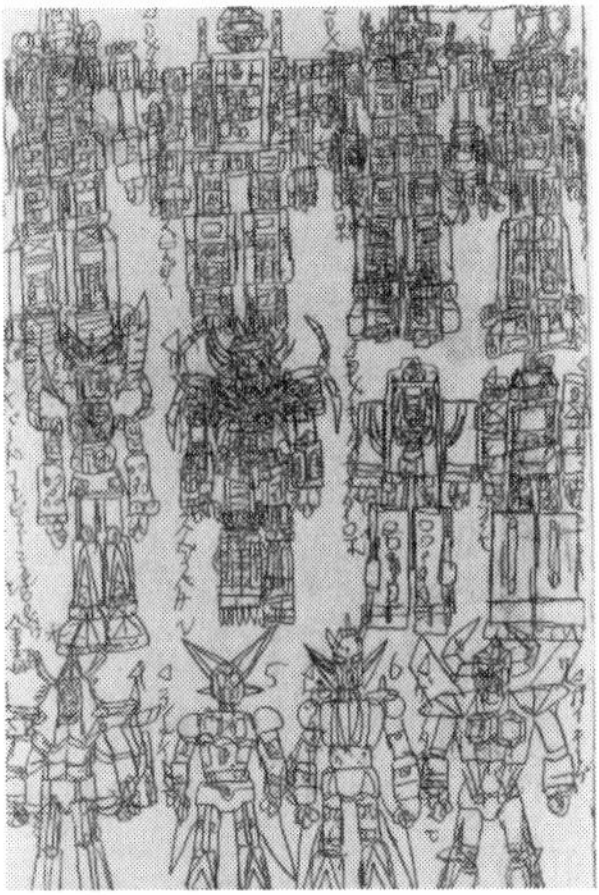

ロボット

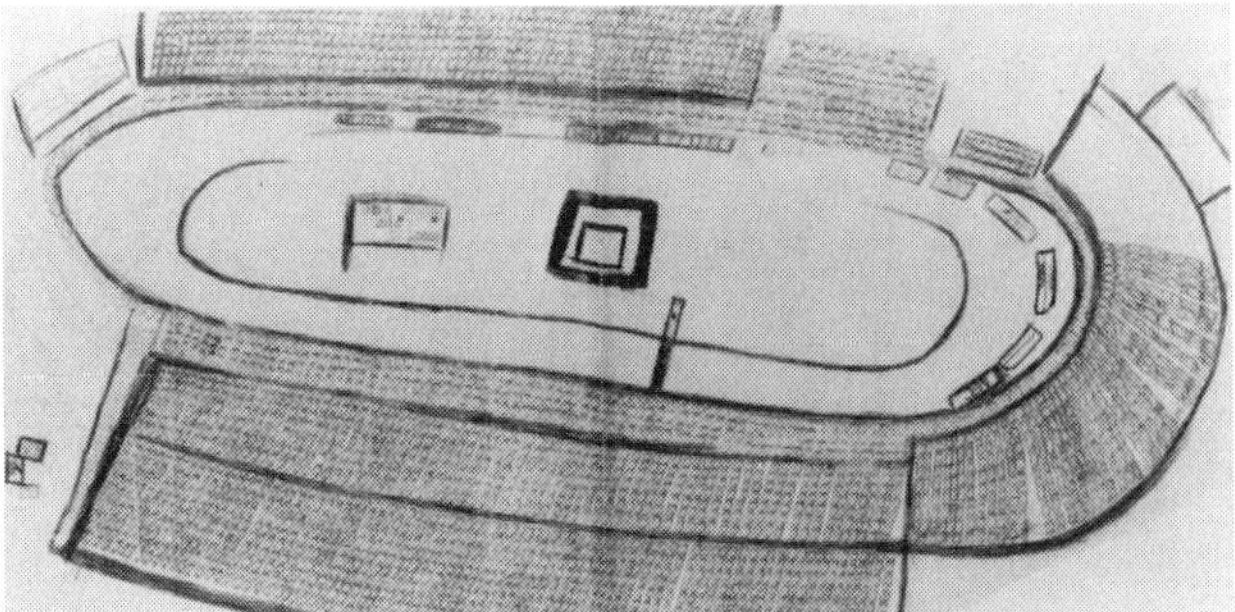

競馬場

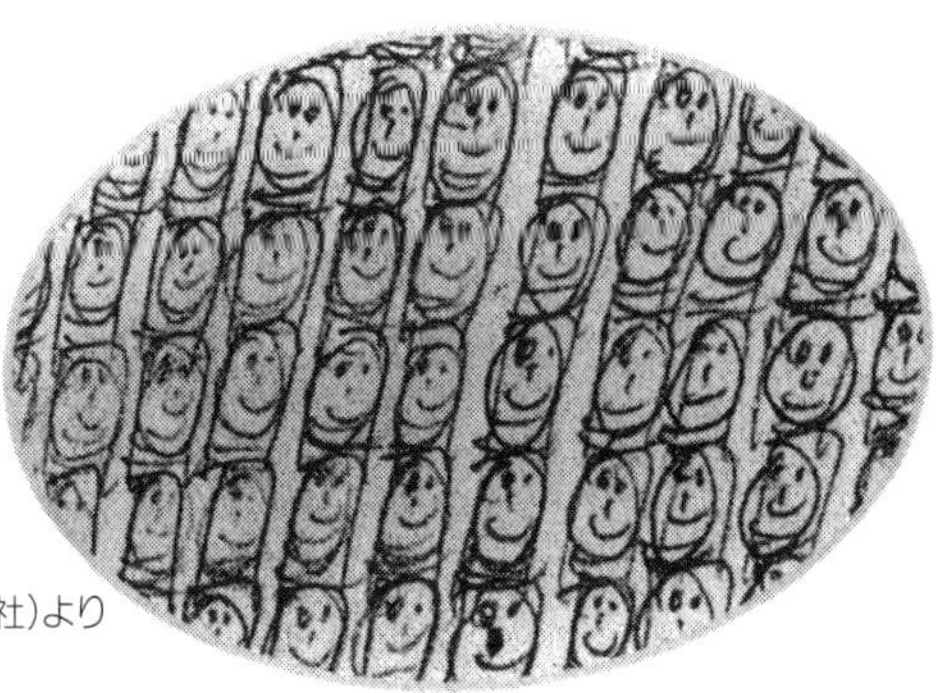

上の絵の拡大

『風の散歩』(コレール社)より
(P.131の絵も)

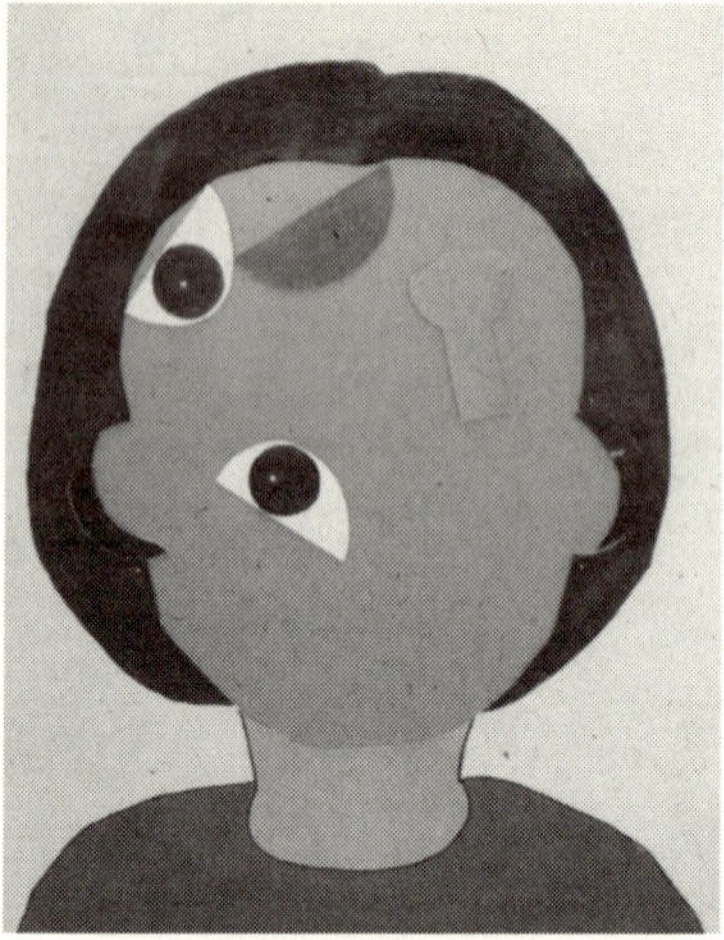

15歳、自閉症の子どもが置いた「福笑い」

状態で「福笑い」をしましたが、正しい位置に置くことができないのは、単に知的能力が低いからではありません。注目すべきことは、眉毛を耳のわきの髪のカーブ下に潜り込ませるように置いていたことです。これは過去に、これによく似た型はめ教材を使って成功したことがあったのでしょう。その経験を部分的に思い出し、再現したのではないかと思われます。

その子どものこれまでの人生のすべてを知っていれば、なぜこういうやり方をしたのかがわかるはずだとレオ・カナーも書いています。その子の全生涯をすべて知ることは不可能ですが、想像することによって、その子がどうしてこういうやり方をとったのかを推測することはできるでしょう。

自閉症だから仕方ないと決めつけないで、彼らの感じ方や思考の仕方を理解しようとする態度や気持ちをもつことはとても大切です。お互いに歩み寄ることが、コミュニケーションの障害を乗り越える第一歩になるでしょう。

診断基準から特徴を比較する

このように子どもの発達の様子と行動を観察したうえで、はじめて診断基準を使います。自閉症の診断基準は、つぎのようにまとめられています（アメリカ精神医学会『DSM－IV精神疾患の診断・統計マニュアル』高橋三郎、大野裕、染矢俊幸訳／医学書院）。

A　①、②、③から合計六つ（またはそれ以上）、うち少なくとも①から二つ、②と③から一つずつの項目を含む。

①対人的相互反応における質的な障害で以下の少なくとも二つによって明らかになる

・目と目で見つめ合う、顔の表情、体の姿勢、身振りなど、対人的相互反応を調節する多彩な非言語性行動の使用の著明な障害

・発達の水準に相応した仲間関係をつくることの失敗
・楽しみ、興味、成し遂げたものを他人と共有すること（例：興味のあるものを見せる、もってくる、指さす）を自発的に求めることの欠如
・対人的または情緒的相互性の欠如
②以下のうち少なくとも一つによって示される意志伝達の質的な障害
・話し言葉の発達の遅れまたは完全な欠如（身振りや物まねのような代わりの意志伝達の仕方により補おうという努力をともなわない）
・十分会話のある者では、他人と会話を開始し継続する能力の著明な障害
・常同的《じょうどうてき》で反復的な言語の使用または独特な言語
・発達水準に相応した、変化にとんだ自発的なごっこ遊びや社会性を持った物まね遊びの欠如
③行動、興味および活動の限定され、反復的で常同的な様式で、以下の少なくとも一つによって明らかになる
・強度または対象において異常なほど、常同的で限定された型の一つまたはいくつかの興味だけに熱中すること

・特定の機能的でない習慣や儀式にかたくなにこだわるのが明らかである
・常同的で反復的な衒奇的《げんきてき》運動（例えば、手や指をぱたぱたさせたりねじ曲げる、または複雑な全身の動き）
・物体の一部に持続的に熱中する

B　三歳以前に始まる、以下の領域の少なくとも一つにおける機能の遅れまたは異常。
・対人的相互反応
・対人的意志伝達に用いられる言語
・象徴的または想像的遊び

C　レット障害または小児期崩壊性障害ではうまく説明されない。

（レット障害：女の子に特有。四歳以前に障害がわかる。重い知的障害。頭が小さく、歩行が困難になる。両手をすり合わせる動作が特徴）
（小児期崩壊性障害：まれな障害。二歳以上一〇歳までにあらゆる反応がなくなる）

自閉症の子どもは、言葉以外でも他人とうまくかかわることができません。言葉であらわされない状況や気持ちが読みとれません。友だちがいません。「ねえ見て見て」といったように、自分から興味のあるものを言い出しません。うれしさや悲しさを、人と共有できません。人に共感することもありません。言葉があっても、人と話をしようとしません。同じ言葉をくり返し何度も言ったり、奇妙な言葉をつかいます。ままごとのような、ごっこ遊びをしません。

普通ではあまり興味をひかないようなものに夢中になります。奇をてらったような、変なしぐさを何回もくり返します。

自閉症は、一九四三年にレオ・カナーが一一例について書いたのが最初です。自閉症には、知的機能の障害をともなう自閉症と、知的機能の障害をともなわない高機能自閉症があります。高機能自閉症は自閉症の二五〜四〇パーセントほどで、最初は言葉の開始が遅れていても、成長とともに言葉の能力が伸びていきます。

しかし、知的機能の障害がないといっても、社会性がなかったり、同じことへ強くこだわるといった点は、知的障害をともなう自閉症と変わりません（本書では、とくに両者を区別せず高機能自閉症も自閉症と表記しています）。

一方、アスペルガー症候群は、カナーが自閉症を報告した翌一九四四年、オーストリアの医師ハンス・アスペルガーによって報告されました。六歳から一一歳までの四人の症例は、判断も行動も適切であるようにみえながら、他者と社会的な関係を確立することができないという特徴がありました。

アスペルガー症候群の診断基準は自閉症の診断基準と比べると、言語の遅れが顕著ではないことを除けば、内容はほとんど同じです。同じくアメリカの精神医学会の診断基準（DSM—Ⅳ／一三五ページ参照）を紹介します。

---

①対人的相互作用における質的な障害
②行動、興味および活動の、限定され反復性で常同的な様式
③その障害は社会的、職業的、または他の重要な領域における機能の著しい障害を引き起こしている
④臨床的に著しい言語の遅れがない（例えば、二歳までに単語を用い、三歳までに意志伝達的な句を用いる）
⑤認知の発達、年齢に相応した自己管理能力、（対人関係以外の）適応行動、および小児期における環境への好奇心、などについて臨床的に明らかな遅れがない
⑥他の特定の広汎性《こうはんせい》発達障害または統合失調症の基準をみたさない

このうち①と②は、自閉症にも共通しています。アスペルガー症候群が自閉症と違うのは、④に示される言語の遅れが顕著ではないことの違いとされています。つまり、アスペルガー症候群のほうが言語が遅れていないというのですが、本当にこれだけで二つの障害を判別していいのか、はっきりしていません。

しかも、先に述べた自閉症の特徴は、アスペルガー症候群でも似たようなところがあります。つまり、児童精神科医が診断の拠《よ》り所《どころ》としている、乳幼児期の育ち方、家族についての情報、行動の観察結果、そして最後に用いる診断基準のいずれも、アスペルガー症候群と自閉症では似通った部分が多く、簡単に鑑別することはできないのです。

はっきりしない両者の違い

では、アスペルガー症候群と自閉症とはなにが同じで、なにが違うのでしょうか。

どちらの障害も社会性は乏しく、興味や関心をもつ範囲が狭いうえ、こだわることは何度もくり返します。言葉を使わないボディランゲージによるコミュニケーションができず、人の気持ちや場の空気を読むことができないので、友人をつくることができません。どちらも運動が不器用です。

アスペルガー症候群では、話し言葉と言語の使い方に特徴があるといわれます。あたかもよく発達した言語能力をもっているような、一風変わった話し方と、独特な声の調子がありきます。聞かれもしないのに、ひとつのことを何度も説明したり、大人のような口調で細かいことにこだわる話し方をします。その一方、言葉を意味も考えず言葉どおりに受けとります。

また、アスペルガー症候群は、自閉症よりも発症が遅い、社会性とコミュニケーションの障害はそれほど重篤《じゅうとく》ではないという説もあります。運動能力についての違いも、アスペルガー症候群のほうが不器用であるとか、自閉症の手振り現象のようにくり返す行動はないとされます。興味をもつものの範囲がより狭い、家族に類似した問題行動を有する人がしばしばみられるというのも、アスペルガー症候群の特徴です。

多くの専門家がこういった研究をしていて、さまざまな指摘があります。これまで研究されてきた、自閉症とアスペルガー症候群のいくつかの「違い」を検証していきましょう。

◇言語・コミュニケーションの障害があきらかでない？

ハンス・アスペルガーが報告した症例では、乳幼児期に言語の開始が遅れていても、ひとたび言語が出始めれば急速に発達し、まるで大人のような話し方をするとあります。

たとえば、「君はお友だちがいるの」という質問をします。通常の子どもの場合、「いるよ、○○君と○○ちゃん」などという返事が返ってくるでしょう。

しかし、アスペルガー症候群の子どもの場合は、「友だちというのはどういう定義ですか」という質問が返ってきます。そして「ぼくには親しくしている友だちがいない。学校に行ったら、普通に話をする人はいるけれど、これは、ぼくの考えでは友だちとはいわない」などという答えが返ってくるのです。

この受け答えだけ聞いていると、知的レベルが高く、哲学的なことを考えている人かと思うこともありますが、言葉の細部や形式に非常にこだわるために、対人関係において問題になることが多いのです。また、むずかしい単語を使っていても、よく聞いてみると内容は薄く、本で読んだような言葉を並べているだけのことがあります。また、言葉のニュアンスを理解せず、字義的な解釈が目立ちます。

「学校から家にまっすぐ帰るんだよ」と言われて、「まっすぐには帰れません。角を曲がらないと家には着けません」と切り返してくるのは、ある種のコミュニケーションの障害があると考えられます。

したがって、アスペルガー症候群は「言語・コミュニケーションの障害があきらかでない」として、それを自閉症との相違点とすることに、私は疑問を抱いています。

◇独特のかたい理論をもつ?

アスペルガー症候群の子どもは、こうと決めたらそれをせずにはいられないような、独特のかたい理論をもつのが特徴です。「人を殺す体験をしてみたかった」という豊川《とよかわ》市の主婦殺害事件を起こした少年にも、この特徴が当てはまります。

この傾向は、大人になっても残ります。ある二〇代後半の男性は、毎朝五時ごろにリヤカーをひいて町内をまわり、彼の言う「まだ使えそうな」ごみはすべて集めてくるという行為をつづけています。

しかし実際に使うわけではなく、集めてきたごみは、自宅の庭に山積みされて異臭を発し、近所から区の清掃局に苦情が殺到しました。区は、わざわざ彼の家に清掃車を行かせ、ごみを処分しなくてはならなくなりました。一時はすっかりきれいになりましたが、また彼のごみ集めは始まっています。このような騒ぎを起こしても、この青年の意志は揺らがなかったのです。「使えるものを捨てるのは環境問題だ。いま、東京はごみ捨て場がなくなりつつあるんだ。それを考えない人がいる以上、ぼくはやる」と言って、毎朝、ごみを集めてくるのです。状況を判断して、考えに柔軟性をもたせたり、臨機応変に変えるなどということはとても苦手です。

自閉症の子どももこうした傾向がありますが、アスペルガー症候群ほど独特のかたい理論にとらわれた言動をあらわすことは少ないようです。

◇運動がより不器用?

アスペルガー症候群も自閉症の子どもも運動が不得手ですが、アスペルガー症候群のほうがより目立つ印象があります。

ボール遊び、自転車こぎ、縄跳びといった、手と足を同時に動かすような運動に手こずります。また、文字を書くのも苦手です。とくに「あ」のような、交点のあるひらがなを書くときに失敗する子どももがいます。

運動が不得手なことについては、アスペルガーも当初から報告しており、アスペルガー症候群の特徴と考えられるかもしれません。

◇自閉症よりも発症が遅い？

自閉症の子どもの多くは、生後二、三ヵ月ぐらいで、あやしても反応しないという症状がみられます。さらに、お座りするぐらいになっても、「おいで」と言っても反応がなく、母親の姿がみえなくても平気でひとりで遊んでいるような、「愛着行動」がみられないのが特徴です。それに対して、アスペルガー症候群は、このような特徴がはっきりしません。

アスペルガー症候群は自閉症に比べて発症が遅いと考えることもできますが、むしろ周囲から気づかれるのが遅いと考えるべきでしょう。生物学的な要因があるとされるのですから、赤ちゃんのころには、あきらかな症状が出ていなかっただけなのです。

◇自閉症よりも治療効果がある？

アスペルガー症候群は、治療の効果があるとする報告もありますが、私は疑問に思っています。アスペルガー症候群は知的レベルの高い人もいて、一流大学を卒業した人もいます。職業も大学教授や研究職、芸術家のように、人とあまり交流せず、なにかに没頭できるような職種を選べば、これといった問題もなく生きていくことができます。

しかし、それは症状が表面にあらわれないだけで、基本的な思考傾向や行動特徴は、一生を通じて変わらないと考えられています。これはアスペルガー症候群だけにかぎらず、ひろく発達障害に共通していえることです。

自閉症の場合、二五歳ごろから行動量が減ってくるので、一見、症状が落ち着いたようにもみえますが、それは安定したのではなく、自発性が低下したということであり、本質的な問題は一生残っています。ただし自発性が低下しても、人格が壊れていってすべてに反応がなくなるということはありません。

アスペルガー症候群と考えられるある六〇代の男性は、長年、会社の重役を務めてきました。しかし、リタイアして家にいるようになったとたん、妻はイライラするようになりました。

「以前から風変わりな人だと思っていたけれど、仕事をしているうちは家にいないので耐えられました。でも、一日中この人と顔を合わすのはがまんならない」妻はそう訴えたといいます。

アスペルガー症候群の人がどんな老年期を過ごすのか、あまりデータがありません。周囲の環境のなかで、基本的な症状がどんなかたちであらわれるのかはまだ不明です。

◇家族にも似たタイプがいる？

アスペルガー症候群の子どもは、家族のなかに似たような行動を示す人がしばしばみられます。自閉症やAD／HDでも、その傾向はありますが、アスペルガー症候群ほど多くありません。はっきりしたデータはまだありませんが、遺伝的な要素が影響していることをうかがわせます。

◇興味の範囲がより狭い？

アスペルガー症候群や自閉症の子どもたちは、なにかに非常に固執するところがあります。

私の外来に来る女性が、アルバイトをして貯めた少ない小遣いのなかから、私にシャープペンを買ってくれました。社会のなかで生きていこうとする彼女の進歩を私はうれしく思い、ペンをくれたことに感謝しました。

しかし、困ったのは、外来に来ると必ず「先生、今日、ペンもってる？」と聞かれることです。いつもそのシャープペンをもっているとは限らないからです。

また、別の二〇代の女性は、必ず紙に自分の治療希望項目を書いてきて、「私の脳細胞を再生医療で新しくしてください」と訴えます。そして「先生、どこまで研究が進んだんですか」と真剣に聞いてくるのです。その場に無関係であろうとまったくかまわず、同じことを何回も何回も言ってくるのです。

そこで私は、「この外来ではいいけれど、作業所に行ったら、そういうことを言ってはいけないよ」と〝枠〟をはめました。すぐにはわからなくても、何度もくり返し言い聞かせることによって、その場に応じた言動ができるようになります。

こうした興味対象の狭さは、アスペルガー症候群にも自閉症にもみられ、どちらがその傾向が強いとは言いきれません。

◇非常に傷つきやすい?

アスペルガー症候群や自閉症の子どもたちは、感覚が非常に繊細です。相手の声の調子や話し方、態度を敏感に感じとり、密《ひそ》かに傷ついていることが多々あります。外来に来た子に「先生、今日、怒ってる?」などと聞かれるのは、そのためだと思います。

しかも、発達障害の子どもたちはストレスを発散することが苦手なので、自分のなかにため込んでしまい、ささいな刺激をきっかけにキレてしまうことがあります。

本来どういう障害なのか

アスペルガー症候群と自閉症との違いは、なかなかはっきりしませんが、どこが同じで、どこが違うのか。まずは原点に戻って、アスペルガーはどのような症例を発表したのかをおさえておく必要があります。

一九四四年、アスペルガーは六歳から一一歳までの四人の症例を報告しました。アスペルガーは、この症例を「自閉的精神病質」と呼びました。周囲の人と情緒的な関係がいっさいなく、極端に自己中心的な例だったからです。一九五〇年代から六〇年代にかけて、アスペルガーの報告例と、カナーが報告した自閉症の例との違いが研究されました。カナーのいう自閉症の例は精神病の過程ではないか、アスペルガーのいう自閉的精神病質の例は性格の偏りではないかといったような議論です。

やがて、自閉的精神病質という概念は、まだ精神の発達が途上である子どもに用いるには、あまりにも問題があるとする考えが大多数を占めるようになり、日本でも一九六〇年代の学会で大論争を巻き起こします。その結果、自閉的精神病質という語は用いられなくなり、長らく「興味限局児」と呼ばれていました。

ところが、一九八〇年代になって大転換が起きました。英国の児童精神科医ローナ・ウィングが、「アスペルガー症候群」として再登場させたのです。ウィングは、五〜三五歳までの三四例を報告し、そのうち一九例はアスペルガーの症例に類似していました。ウィングは、自閉症の子どもの母親でもあり、影響力のある人であったためか、一躍、アスペルガー症候群の名が広まっていきました。

その後、アスペルガー症候群と自閉症には明確な違いがあるのかどうか、神経心理学的研究や社会的認知研究、神経生物学的研究など、さまざまな領域で研究がおこなわれるようになりました。ところが両者の違いを比較した研究は、研究者によって結果が異なります。その原因のひとつは、アスペルガー症候群の定義のとらえ方に差があったためではないかと考えられます。

「こころの理論」が目安になる?

過去一〇年間におこなわれてきた自閉症の研究では、自閉症の子どもには「こころの理論」の能力が欠けているため、自閉症のいろいろな症状があらわれると考えられてきました。「こころの理論」とは、相手の考えを推測する能力のことで、四つの場面からなるサリ

こころの理論

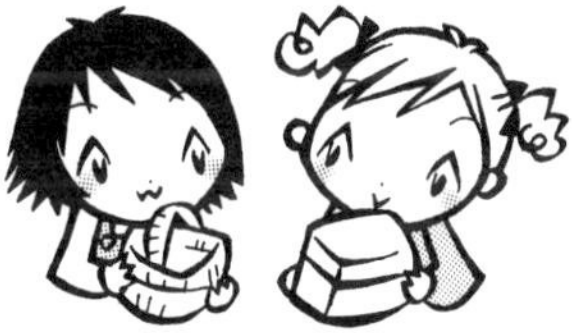

1 サリーとアンは仲良し。サリーはかごをもち、アンは箱をもっています。

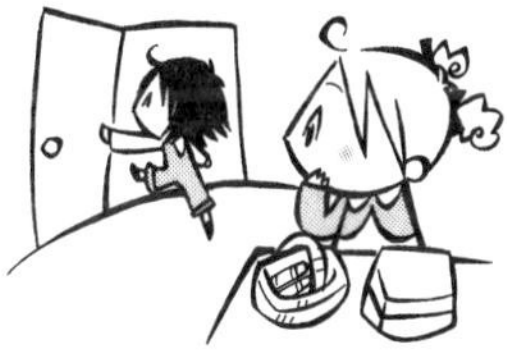

2 サリーはクレヨンをかごに入れて、部屋を出ました。

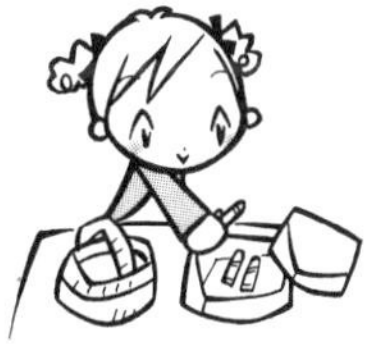

3 アンはクレヨンを箱に移しました。

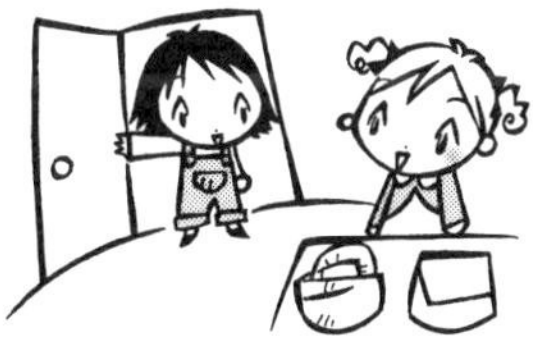

4 サリーがクレヨンをとりに部屋に帰ってきました。

Q　サリーはかごか箱か、どちらから探すでしょう。

A　**「かごを探す」**→「こころの理論」ができている。
「箱を探す」→現実とサリーの気持ちの区別がつかない。
「こころの理論」ができていない。

自閉症では、箱を探すと答えるほうが多く、アスペルガー症候群ではかごを探すと答えるほうが多い。

ーとアンの課題は、よく知られています。

アスペルガー症候群の子どもと自閉症の子どもに、「こころの理論」の課題を同じようにおこなったところ、自閉症ではあきらかに課題ができなかったのですが、アスペルガー症候群ではそこそこ答えられ、著しく障害されているという結果が出なかったのです。この結果から、アスペルガー症候群と自閉症は、「こころの理論」をもつかどうかで区別できると考えられました。

しかし、この研究には、ある問題が指摘されました。「こころの理論」の課題を達成するには言葉の能力が必要ですが、アスペルガー症候群では言語能力が高かったために、「こころの理論」の達成度も高くなったのではないかという指摘です。

アスペルガー症候群は、状況に応じた行動や判断を、情緒的、直感的にではなく、言語的、理論的な手段で調整しようとします。ある意味で、「サリーとアンの課題」を理論的に考えたために「こころの理論」に成功することは不思議ではありません。だからといって、アスペルガー症候群が、常に「こころの理論」に成功するということではありません。

もし、アスペルガー症候群と「こころの理論」の研究を進めるとしたら、理論的、言語的に解決しにくい場面設定をした課題をつくることが必要です。たとえば、視覚的な情報を含む設定や、より自然的・社会的文脈を含む設定などが考えられ、それを解決するまでの時間も重要なパラメーターになるでしょう。アスペルガー症候群の子どもは、すばやく、相手の要求に応じることができないという特徴があるからです。

このように、さまざまな学問的研究がおこなわれていますが、いまだアスペルガー症候群と自閉症をはっきりと区別する決め手は得られていません。今後は、新たな視点での研究が必要になってくるでしょう。

変遷をふまえたうえでの診断を

実際に、子どもたちを診断するときには、アスペルガーが報告したような典型的な症例はほとんどありません。ほとんどの症例は複雑です。その複雑さと、医学的にあきらかになっていることとなっていないことのあいまいさをそのままとらえながら、ひとつの診断をしていくのは、まさに手探りの作業です。

ところが、若い医師たちのなかには、単純に診断基準に照らし合わせて機械的に診断をしてしまう傾向があります。「言語・コミュニケーションの障害があきらかでない」から、あるいは「発症が遅い」からといって、単純にアスペルガー症候群だと決めてしまうのは早計です。自閉症のなかには、少し発症が遅い子どももいるからです。また、一歳から一歳半ぐらいまでは正常な発達をしてきたのに、急に症状があらわれるタイプの自閉症もあります。

児童精神科の診断で大切なことは、病気や障害の概念をよく知り、どんな歴史的な変遷を経て現在に至っているのかを理解しておくことです。いつ登場して、だれがどのような研究をしてきたのか、内面の解明はどれほど進んでいるのか。なぜ「自閉的精神病質」という概念がアスペルガー症候群に変更されなければならなかったのか。アメリカ精神医学会の診断基準はどのように変わってきたのか。世界保健機関（WHO）との見解の相違はなにか、といったようなことは、一般の人は知らなくても、日々患者さんに接する医師は知っておかなければなりません。

やや専門的な話なので、わかりにくいことを承知でいいますが、正常な発達をしてきた子どもが、なんらかの脳障害によって発達が急速に停滞してしまう疾患があります。一九世紀末から二〇世紀初頭では、それを「幼児痴呆症」といいました。その当時、「早発性痴呆」といわれていた疾患がありました。そのなかでも発症が早く幼児期にみられるものは「最早発性痴呆」といわれました。しかし、「最早発性痴呆」では名称的におかしいということになり、「幼児痴呆症」に改められたのです。「早発性痴呆」は「精神分裂病」と名を変え、現在では「統合失調症」といわれるものです。

痴呆（現在は認知症といわれています）とは、正常な発達の時期があってから急速に知的、認知能力が低下した状態をいいます。ですから、一、二歳の子どもでも、あきらかに正常に発達していたと証明され、突然、重度の知的障害の状態になれば痴呆です。また、原因も問わず、交通事故などの外傷で脳障害が起こり、その結果、知的能力が低下した場合も痴呆と診断すべきなのです。

ところが、その一方で、精神遅滞という概念があります。精神遅滞は、平均よりも知的機能が低く、社会的適応行動の障害もあわせてもっている状態をいい、一八歳までに認められれば、原因のいかんを問いません。非常に広くあいまいな概念です。

幼児痴呆症も精神遅滞も症状としてはよく似ていますが、歴史的な変遷のなかで概念をとらえ直せば、まったく違う概念であることがわかります。それと同様に、自閉症という概念とアスペルガー症候群という概念をとらえ直し、アスペルガー症候群が「自閉的精神病質」以来、どんな変遷をとげていったのかを理解しなければ、重要なものを見落としてしまう可能性があります。

アスペルガー症候群の診断基準で、私がもっとも共感を覚えるのは、ＷＨＯのＩＣＤ―10

に「いまだに不明な障害である」と明記している点です。

・アスペルガー症候群は、疾病《しっぺい》分類学上の妥当性がいまだ不明な障害であり、関心と活動の範囲が限局的で、常同的・反復的であるとともに、自閉症と同様のタイプの相互的・社会的関係の質的障害によって特徴づけられている。
・この症候群は、言語あるいは認知的発達において遅れがないという点で自閉症と異なる。

アスペルガー症候群の名は少年犯罪と結びついて有名になりました。最近では、少し風変わりな人がいると、みなアスペルガー症候群にしてしまう風潮があります。フィクションの世界でも、シャーロック・ホームズやミスター・ビーンがそうであるとまことしやかに語る人もいます。

少なくとも児童精神科医は、このような風潮に拍車をかけるような診断をしないよう、慎重である必要があると私は考えます。

第六章　周囲の理解を得るために

子どもの様子に不安を感じたら

アスペルガー症候群の子どもは、発症が遅いため早くても二、三歳になるまで気づかれません。最初に気がつくきっかけは、ささいなことでしょう。それは興味を示したものがほかの子とはちょっと違っていたり、そういえば友だちといるよりひとりが好きだと気づいたり、あまりにも落ち着きがなくかんしゃくを起こしやすいと思ったり……。親は「あれっ」とこころにひっかかります。その不安が膨《ふく》らみ、もしやと思い、夫婦で確認しあい、やはりおかしいという確信になってきます。

しかし、どうすればよいのかわからない、だいたいこの子には本当になにか問題があるのだろうかといったことを、専門家に聞いてみたくなります。そのようなときはだれに相談すればよいのでしょう。

たとえば、アスペルガー症候群より早く発見されることが多い自閉症でも、六ヵ月健診で気づかれることはほとんどありません。生後七、八ヵ月ごろになって、祖母から「愛想のない子だ」と言われた母親が、「そう言われれば、表情が乏しく、呼びかけても反応が少ない」と思ったり、九ヵ月ごろになって、抱っこしてもいやがるように体を反《そ》らす症状があらわれると、さらに不安になります。

その段階では、まだ発達障害があると判断することはむずかしいでしょう。母親が健診で相談しても、心配ありませんと言われることは、けっこうあります。親がもしやなにか障害があるのかと疑っても、相談した医師が児童精神科の専門医でなかったために「三歳になるまで待ってみましょう」と言われてしまったという例もあります。

一歳三、四ヵ月になると、単語が出てきます。通常は「マンマ」とか「パパ」「ママ」という身近な言葉が多いものですが、突然「デンキ」などという言葉が出たり、テレビの天気予報のまねなどが出てくる場合があり、親たちを驚かせます。人とのかかわりのなかで出てくる言葉ではなく、どこかで聞いたようなことがパッと出てくるので、親けこの子はもしかしたら天才かもしれないと期待したりもします。こうした症状が出てきて、ようやく多くの専門家は自閉症を疑い始めます。

問題は、母親が最初に気づいてから、診断されるまでの長い時間、ずっと母親は不安を抱えて過ごすことです。ほかの子どもとなにか違っていると感じながら、しかもそれは自分の育て方のせいだと周囲に責められるなかで、子どもに対する態度が荒くなり、イライラして当たったり、自信をなくして落ち込んでしまうことがあります。ましてアスペルガー症候群は、ある程度大きくなるまで気づかれないことが大半なので、母親はより長い期間、ひとりで悩みを抱えることになります。

最初のうちは、保健所の保健師や保育士が身近な相談相手です。母親のカンは当たります。子どもの様子に不安があったら、たとえ心配ないと言われようと、三歳まで待ちましょうと言われようと、発達障害という可能性はないのでしょうか、あるいは子どものこころの専門医を紹介してもらえないでしょうか、とさらにつっこんで相談してください。

アスペルガー症候群も自閉症も、発達障害にくわしい小児科医や児童精神科医に受診することになります。児童精神科医の仕事は、子どもの行動をまず観察し、子どもの発達を阻《はば》んでいるさまざまな要因を見極めて、それを解決することで、子どもの健やかな成長を促すのが目的です。

また、母親の訴えは、子どもの悩みというかたちをとりながら、背景に母親の心理的な問題が隠されていることもあります。児童精神科医の目には、子どもに異常はないようにみえるのに、なぜ母親がそんなに心配するのか、そちらのほうが気になります。そうした問題を放置しないためにも、私は「三歳まで様子をみるのではなく、すぐにでも専門家に相談してください」と話しています。

アメリカの小児科クリニックでは、「『うちの子はライ症候群ではないですか』と確認しましょう」というポスターが待合室に張ってあります。ライ症候群とは、インフルエンザにかかると急激に高熱を出し、約一週間で意識不明になり、高い確率で死亡するという病気です。まれな病気であるうえに、初期症状は、普通のかぜと紛らわしいので見落とされがちです。それを防ぐために、親自身が医師にライ症候群かどうかを確認しようというものです。この注意と同じことが、発達障害の場合にもいえるのです。

専門医ならではの着眼点がある

母親の目ではあれっと思うことも、児童精神科医の目ではとくに問題ないことがあります。また反対に児童精神科医の目からみると重要な子どもからのサインなのに、母親が見落としていることもあるでしょう。

子どもの表情や行動から重要なサインを見逃さないようにするために、児童精神科医が診察のポイントにしていることを紹介しておきましょう。第五章でも一部簡単に述べましたが、ここでまとめてみます。臨床心理士やケースワーカーなど、子どもに専門的にかかわる人たちにも、知っていただきたいポイントです。

◇子どもとはじめて会ったとき、どんな反応をするか

まず診察室に入るときの子どもの表情をみます。たいがいの子どもは、はじめて診察室に入ると、周囲を注意深く観察しています。口元をキュッと結んで、目を大きく見開き、体をややかたくして緊張しています。

不安なときには、口元へ手をやったり、母親のうしろに隠れて、様子をうかがったりしています。診察室の机の上になにがのっているか、医師はどんな人か、常にじっと観察をつづけています。

医師は、母親となるべくリラックスした雰囲気で話をするように努めますので、少しずつ警戒心がとれてきて、自分から動き始めるようになります。

たいていの人は、子どものころに、はじめてのお客さんが来たとき、あいさつもせずドアのかげに隠れて、お客さんの様子をじっとみていたという経験があるでしょう。でもじつは、テーブルの上のお茶菓子のほうをよくみていたりします。

問題は、はじめて会ったときに、こうした行動を示さない子どもです。当然、緊張したり不安にならなくてはならない場面なのに、なぜ緊張し不安にならないのだろうか、と疑問を

もたなければなりません。背景に発達障害が隠れているかもしれませんし、将来ボーダーラインチャイルドの兆候を示すかもしれません。あるいは、ためらいもなく、すぐに診察室の机の上のものに手を出すような子どもは、ＡＤ／ＨＤかもしれません。

◇これまでの育ち方をみる

母親から話を聞きながら、この子はどういう環境で育ち、どんな養育や教育を受けてきたかを整理していきます。

いちばん大切なのは、乳幼児期の母子相互作用をよく検討することです。母子手帳の最後のほうに書いてあるような項目（一二五ページ参照）をチェックします。あやしたら笑い返すか、おいでと言ったら手を出すかなど、いわゆる「愛着行動」の展開の仕方を知ることは、とても大切なのです。

子どもの発達の様子を知ることで、サインを送れない子どもだったのか、サインを送っているのに親が対応していなかったのか、ということがおおよそわかります。

小学校に入ってからは、通信簿が参考になります。通信簿には教師が書く所見欄《しょけんらん》があり、たとえば「お友だちと遊べるようになりました」とあれば、それまではお友だちと遊べなかったということがわかります。学校の先生はほとんど否定的には書かないので、そこを読み替えて推測する必要があります。

このようにして、親子関係、幼稚園や小学校、中学校で、どういうふうな友人関係を経験した子どもなのかがわかってきます。

親の養育態度はどうであったか検討することも重要です。第三章ですでに述べたとおり、子どもを虐待したり、拒否したりする親に育てられた子どもは、ボーダーラインチャイルドとして思春期ごろにさまざまな症状をあらわすことがあります。ですから、子どもの様子だけでなく、母親の様子も医師は注意深くみています。

また、ある程度年齢がいっている子どもは、自分が児童精神科につれてこられたという意味がわかるようになっています。医師は、子どもに「どうして、今日はここに来たんですか」とたずねることから、診察を始めます。なかには、どうしても診察室に入らない、あるいは乗ってきた車から出ないという子もいます。そのような場合には、あせって子どもを強制的に診察室に入れようとか、車から引きずり降ろそうとかしないほうがいいでしょう。医師や看護師に相談してみてください。

◇子どもの行動を観察する

行動観察の方法は、ただ漠然と子どもをみるだけではなにもわかりません。なにか話しかけたり、おもちゃをもたせたりして、子どもの表情、姿勢、ふるまい、話し方、身だしなみ、しぐさなどに着目してみます。呼びかけにどう答えるか、自分の意見をどのように言うかといった言語の領域と、人に対してどのように反応するか、ものに対してはどうか、といった言語以外の領域からみていきます。

はじめての診察ではたいへんおとなしくても、数回会っているうちに、徐々に本当の姿がわかってくることもあります。診察室で非常に乱暴な言動をする子がいます。診察中に「アイス食べたい」などと無理な注文をつけだし、自分の要求が通らないと床にひっくり返って大暴れをしたり、母親を罵倒《ばとう》したり殴《なぐ》りかかったりします。このような場合は親が過保護に育てているためと考えられますが、親は気づいていないことも少なくありません。一方、子どもは親が自分に甘いことを見透かしています。

ひっくり返っている子どもを抱き上げ、いすに座らせて、厳しい態度を示すと、診察が終わるまでじっとしていることがあります。そのような反応も医師は観察します。行動観察だけでははっきりしないときは、絵が参考になります。

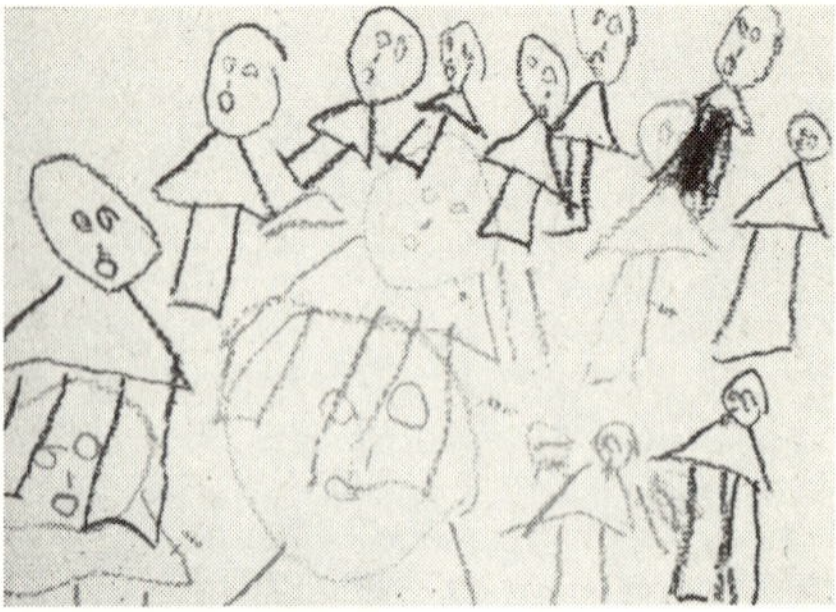

①自分の家族
（AD／HD）

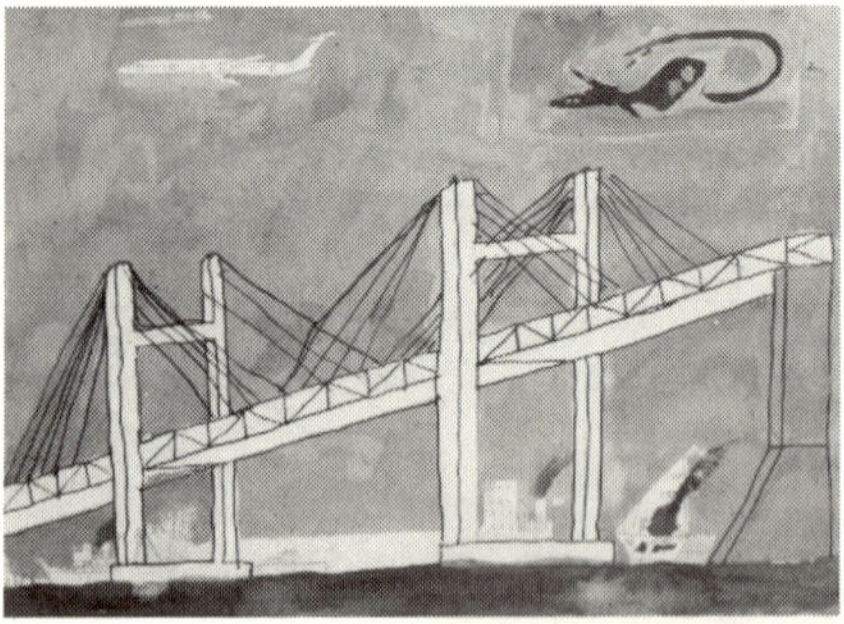

②橋（自閉症）

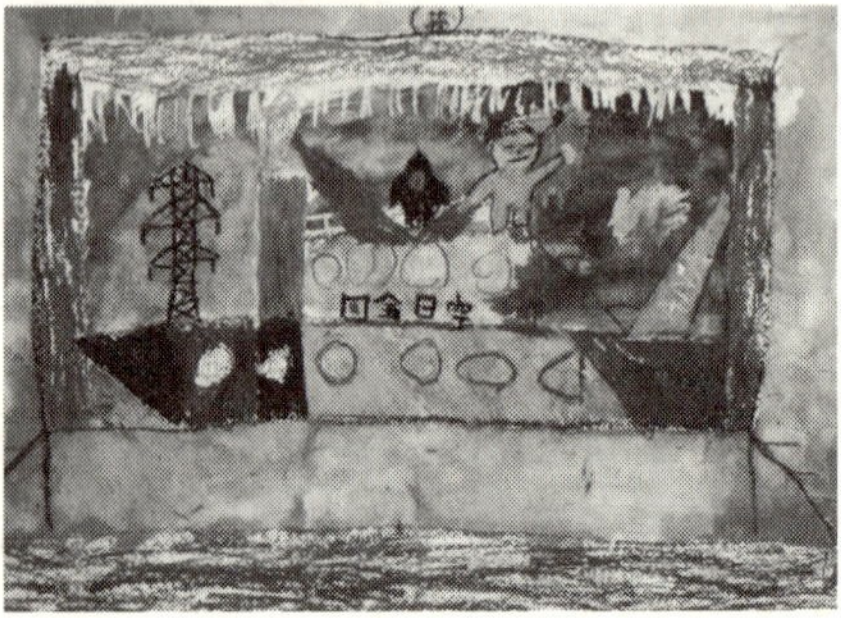

③学芸会（自閉症）

①は、小学校に入る前の子どもが、自分の家族を描いた絵です。一人ひとりの描き方をみると、知的レベルが低いことがわかります。さらに、人の上にまた人を重ねている描き方は、空間の処理能力に障害があることがわかります。中等度の知的障害をともなうAD／HDでは、このような絵を描く子どもがいます。

②と③の絵は、ともに自閉症の子どもが描いた絵です。②は非常にきっちりと描かれていますが、あまりに杓子定規《しゃくしじょうぎ》です。なぜか右上に、突然違うものが描かれています。③の絵でなにより驚くべきことは、この絵が「学芸会の舞台の絵を描いてください」と言われて描いたものだということです。なぜか、学芸会とはまったく関係ない船が堂々と描かれていいます。かと思うと、全日空とあるのは、飛行機の一部分のようです。

このようにしてみていくと、一枚の絵からもいろいろな情報を得ることができます。ただし、蛇足《だそく》かもしれませんが、自分の子に試さないでください。子どもは試されていることを感じますし、やはり解釈は専門家にまかせるべきだからです。

◇子どもの状態像をとらえる

児童精神科医ではなくても、子どもと接する専門家は、自分の経験やイメージで子どもをみるのではなく、現実の子どもをよく観察することが大切です。そこには、言葉にならない子どものメッセージを聞きとるヒントがたくさん隠されているはずです。

子どもと面接するときには、子どもと同じレベルで話を進め、タイミングをみて話しかけます。こちらにまだ慣れていないうちの唐突な質問は、子どもがどう答えていいのか迷うので避けるべきでしょう。子どもと接し、話しながら、意識障害や言語障害、知能障害がないかをみていきます。

子どもがどう表現していいのか困っているときには、ボディランゲージを読みとり、言葉を添えて、言語化を助けるようにします。間違っても質問攻めにして、答えられない子どもに劣等感をもたせることのないようにしたいものです。また、なにか困っていることはないかを聞き、病気や障害についての自覚があるかどうかも知っておくべきことです。

このようなポイントで子どもをよくみて、話を聞くようにすると、子どもに対する観察力が育ちます。外にあらわれた言動だけではなかなかわからないこともあります。けれども、どのような障害をもつ子どもでも、真に子どもを理解しようとする態度でのぞめば、その子に合った対応の仕方や、刺激の与え方がみえてくるものです。子どもは一人ひとり違いますから、マニュアルはありません。そのつど工夫していかなくてはならないのです。

子どもの状態像をしっかりとらえることは、正確な診断には欠かすことができません。とくに、ひとりでいくつもの診断名がついてしまうような複雑な場合は、はたしてその診断名でよいのかどうか、再度、子どもの状態像をふり返ってみることが重要です。

理解されず、叱られつづけた子

アスペルガー症候群の子どもの抱える問題は、障害の内容もさることながら、障害に対する周囲の無理解によって大きくなってきます。

小学校に入って集団生活が始まると、クラスのなかになじめず、周囲から「風変わりな子」として扱われてしまいます。言う必要のないことを言ってしまったり、その場にふさわしくない話を何度もくり返すことが多いので、友だちからは仲間外れにされたり、いじめの対象にされたりします。また、たびたび忘れ物をしたり、かんしゃくを起こしたりするので、教師から叱《しか》られることも多くなります。そして、しだいに「自分はだめな人間だ」と自己評価を低くしていくのです。

小学校高学年ぐらいになると、「自分はほかの子とは波長が合わない、自分は変なのかもしれない」と悩むようになります。そのときは、子どもに自信をもたせるような周囲のサポートが必要です。しかし、多くは「お前が悪い」「お前のほうから人の輪に入っていかないからいけないんだ」などと責めるようなことを言い、彼らを切り捨ててしまうのです。長い間苦労してきたため、親でさえそのような態度をとってしまいます。小学校高学年になったアスペルガー症候群のある子どもが「お母さんが、ぼくのことをほかの子と比べるのがつらかった」と言っていました。そうしたストレスを与えていないか、くれぐれも注意してほしいことです。

だれにも理解されず、変人扱いされ、冷遇体験を積み重ねていくアスペルガー症候群の子どもたちの内面では、大きなストレスが膨れ上がり、それが極限まで達したとき、爆発してしまうことも少なくありません。

また、彼らのやり方が周囲に理解されないばかりでなく、彼らも周囲のやり方を理解することができません。日常生活のさまざまなところでトラブルを生んでいます。

学校のバスケットボールチームの応援に行ったアスペルガー症候群の子どもは、まわりの友だちが「ガンバレー」などと声援をおくっているそばで、「絶対にうちのチームは負けるよ」などと言ってしまい、友だちの反感を買いました。しかも、なぜ負けるのかという理由までをきっちりと論じるのです。そして、彼の言うとおり、本当にチームが負けると、ますますひんしゅくを買ってしまいました。

私はこの話を本人から聞いたとき、彼の「うちのチームは負ける」について「おもしろい考え方だね」と言いました。すると彼はうれしそうに「おもしろいといって聞いてくれるのは先生だけ」と笑いました。たしかにそうかもしれません。彼は、これまで多くの人たちに理解されずにきたのだとあらためて思いました。

アスペルガー症候群の子どもと周囲の人の間には、目にみえない高い壁があるようです。その壁を少しでも低くし、できればすべてなくすには、この障害を正しく理解し、早いうちからきちんと社会に適応する方法を身につけさせていくことが大切なのです。

「だめ」だけでは理解できない

親は、子どもが社会生活を営めるように、さまざまなことを教えていかなければなりません。人と会ったらあいさつをする、身のまわりのものは整理整頓する、きちんと身だしなみを整える、忘れ物をしない、お金の管理をしっかりする……といった基本的な生活習慣にはじまり、友だちとのつき合い方、学校での過ごし方、学習に対する取り組み方などを一つひとつ根気よく、ていねいに教えていきます。

一般の子どもは、友だちやきょうだいの様子を観察しながら、ああすれば親に叱られるからやらないようにしよう、ああすればうまくいく、といったように学習しているものです。しかし、アスペルガー症候群の子どもは、それが苦手です。

単に「してはだめ」と叱られても、なにが悪かったのか理解することができません。どのようにすればよかったのか、具体的に一つひとつ教えてもらうことで、はじめて学習することができるのです。

次の項目は、アスペルガー症候群の子どもの特徴と、それに対応する方法です。ミシガン大学医学センター児童青年精神病院のカレン・ウィリアムズがまとめた『アスペルガー症候群の子どもの理解』（門眞一郎、田中浩一郎、全智奈訳）をもとに、私なりの解釈をして加筆しました。

◇スケジュールを示してやる

アスペルガー症候群の子どもはちょっとした変化でもストレスになります。なにが期待されているのかわからないときは、自分で儀式的な行動をくり返すことで、なんとかこころのバランスを保っています。こうした行動は周囲から奇異にみられます。

このような事態を避けるためには、あらかじめスケジュールを決めておき、そのとおりに進めていくように言い聞かせておきます。仕方なく予定を変更するときには、予定の変更は最小限にし、事前に「今日はこういう予定だったけれど、こうなりますよ」とていねいに説明してあげることです。

説明するときには、文字や絵を使うと伝わりやすいことがあります。そのとき、彼らの視線をよくみてください。なにか別のものに気がいっているかもしれません。また、私たちが考えているほどには、彼らの頭には入っていないことがあります。

◇友だちとのつき合い方を教える

アスペルガー症候群の子どもは、人とつき合うときのルールを理解するのが苦手です。自己中心的で、相手の気持ちを考えずに発言してしまうことがあります。そのため、ほかの子どもからいじめられていることも少なくありません。友だちに話しかけるときには、いきなり自分の言いたいことを言うのではなく、「ちょっといいですか」と言ってから話し始めるように教えます。

友だちに不快感を抱かせない相づちの打ち方を教えておくのもよいでしょう。「そうだね」

という一言がなかなか出ないからです。どのような状況で「ごめんなさい」と言うべきかもきちんと教えておく必要があるでしょう。さらに「すごいね」「えらいね」という言葉と、それを言う状況とを教えてあげれば、なお友だちとの関係はよいものになるでしょう。

気持ちをあらわす言葉も選べません。「困った」「うれしい」「悲しい」といった言葉は、どのような感情のときに口にするのか、子どもたちが、そう感じたときに、代わりに「困ったね」などと言ってあげるようにすると、感情と言葉が結びつきます。

また、アスペルガー症候群の子どもは自分の行為がどんな結果を及ぼすかという予測が苦手なので、まわりの子にのせられやすく、逃げ方も下手です。ほかの子どもは大人にみつかりそうになるとサッと逃げていくのに、アスペルガー症候群の子どもは逃げずに捕まってしまいます。そのため、いつもあの子は問題ばかり起こすとレッテルを貼られかねません。

友だちによくないことに誘われたとき、どんなふうに対処したらいいのか、具体的に教えてあげる必要があります。「いやだ」「やりたくない」などと、きちんと断ることが必要であると話してあげてください。言葉で断らずに手で払いのけたり、ものを投げたりすると困ることになるということも、教えてください。

◇興味のもち方を制限してやる

アスペルガー症候群の子どもは、なにか変わったことばかり考えたり、ものを集めたりと、限られた興味にこだわる特徴があります。そのため、状況を考えず、何度も同じ話をしたり、授業中、一方的に質問をまくしたてることがあります。そんな場合は「そういう話はここではしていいけれども、ほかではしてはいけないよ」と教えたり、「ひとつなら質問してもいいよ」と教えてあげる必要があります。つまり「制限」を設けますが、逃げ道をちゃんと用意してやるのです。

また、興味の対象を学習のテーマに結びつけて、課題を与えるのもよいでしょう。

◇環境を整理する

必要な情報と不必要な情報を整理することができず、なんでも同等に頭に入ってくるので、常に気をそらされ注意を集中することができません。そこで、刺激の少ない整理整頓された環境をつくることが大切です。これを「場面の構造化」といいます。構造化については第七章でくわしく説明します。

課題は細かく分けて、ひとつずつ取り組ませるようにします。そして、できたら、そのつどほめてやり、ふり返って確認します。子どもにとっては小さな達成感の積み重ねによって、課題に対する意欲をもつようになります。

◇運動の下手さをカバーする

アスペルガー症候群の子どもは、手と足を同時に動かすような協調運動が苦手です。むりやりスポーツをやらせるのではなく、自転車の練習といったような、ふだんの生活のなかで体を動かすような機会を多くつくってあげましょう。

また、手先の細かい動きも苦手なので、字を書くのに手こずります。筆圧も一定ではなく、交点のあるひらがなを書くのに苦労しています。その場合には、ひらがなを点線で書き、その上からなぞれるようにした文字の練習帳を用意してやるといいでしょう。点と点をしっかり結ぶように教えると、しだいに上手に字が書けるようになります。

学校によっては、サインペンでやらせているところがありますが、字を書くことを教えるのであれば、鉛筆で書かせたいものです。サインペンは力を入れなくても書けますが、鉛筆で書くと筆圧の入れ方を覚えます。やわらかい2Bか3Bの鉛筆がいいでしょう。

◇成功するように誘導する

　知能は平均以上ですが、高度の思考力や理解力が試されるような問題は苦手です。計算問題はできるけれど、応用問題は解けません。また、具体的なものは想像できても、抽象的なものはむずかしい場合があります。

　この場合に大切なのは、子どもに達成感をもたせることです。あえて失敗するような教材を与える必要はないし、ヒントを与えておいて、成功するようにもっていき、成功したらほめてあげます。これが後で伸びる子と伸びない子の差になると思います。

　得意な分野をほめてやります。世界中の都市の人口をすべて覚えていたり、学校中の生徒の氏名と出席番号を言えたりします。本人にも、自分の得意・不得意なことを理解させておきます。障害の有無にかかわらず、だれにでも不得意なものはあるのですから、劣等感をもつ必要はないことも、説明してあげます。

　アスペルガー症候群はひとつの興味にのめりこむ特徴があるので、幸いにして能力のある人は、会社の創設者など財をなすような仕事についたり、ノーベル賞級の大発見をしたりすることもあります。

◇ストレスの処理の仕方を教える

アスペルガー症候群の対応で、いちばん大切なことは彼らのこころの傷つきやすさを理解することです。子どもたちは、非常に敏感になっていて、これまでに多くの苦労や悩みを抱えています。

ストレスに圧倒されてかんしゃくを起こす子どもには、自分をコントロールする方法を教えておく必要があります。きちんと座って深呼吸をくり返す、寝ころんで深呼吸をくり返す、などいろいろな方法があります。しばらくひとりでいるのもいいでしょう。人と合わせることがストレスだと感じたとき、ずっとトイレにこもっていたという子もいます。

そして、教室や公《おおやけ》の場では、感情を爆発させてはいけないということを、具体的に教えることが大切です。

また、自分がなぜこういうことになったのかということを不審に思ったり、不安に思ったりします。これはすべて親のせいと考えて、親に当たることもあります。自己評価を下げて、ゆううつになったり、自殺を思うようになる子どもも珍しくありません。

このような抑うつ状態になったときには、自殺しないよう十分に配慮していく必要があります。場合によっては、抗うつ剤を使用することもあるでしょう。あきらかに事故によるケガとわかっても、もしかしたら自殺したいという気持ちがあったのではないかと思うこともあります。ぜひ注意してください。

パニックを上手に静める

アスペルガー症候群の子どもへの対応のなかで、親が戸惑うのはときどきみられる〝問題行動〟でしょう。

パニックはその代表的なものです。子どもがパニックを起こしやすいのは、ストレスが限界に達したときです。突然、なんの脈絡もなく起こるようにみえますが、すでにストレスが蓄積されていて、そこにちょっとした刺激が加わることで爆発してしまうのです。また、むずかしすぎる課題を与えられたときなどもパニックを起こしやすくなります。

このようなときは、パニックの引き金はなにか、特定の人に向けられたものか、どのくらいの時間で鎮静化するかなど、冷静に観察します。親が一緒になってわめいたりするのは逆効果です。

そして、どんな理由でもパニックを起こすことはよくないと教え、コントロールする方法を教えます。パニックが起こったら、自分の部屋や、ほかの場所に連れていき、少しの間ひとりにさせて、落ち着くのを待つのです。先に述べたように深呼吸させるのもよい方法です。自分なりの方法を決めさせておくとよいでしょう。

このときに大切なのは、一貫した態度でのぞむことです。おろおろしたり、しつこく注意したり、感情的になって体罰を与えるのはまったく効果がありません。

落ち着きがなく、注意散漫でＡＤ／ＨＤのような症状を示す場合もあります。発達障害はいずれも脳の機能障害なので、症状が似ているのです。アスペルガー症候群では多くの場合、一二歳ごろまでに多動や注意散漫の症状は落ち着き始めます。ですから、幼いうちは、むりに落ち着かせようとしても効果はありません。

アスペルガー症候群の子どもが多動、注意散漫という症状をあらわしやすいのは、新しい場面に遭遇したり、能力以上の課題を与えられたときなどです。この場合、できるだけ気がちらないよう、刺激を少なくした環境を整えて、一対一で対応することがポイントです。

アスペルガー症候群では、自己中心的な行動のためにしばしば周囲とトラブルを起こしています。もし、トラブルが発生したら、「その行動は社会的に許されないこと」をはっきり伝え、なにが正しい行動なのか、くわしく説明してあげます。

そして、「君のそういう生活の仕方は問題があるんだ。君はそこまで考えていないかもしれないけれど、君がそういうことを言っても、まわりの人に不快な感じを与えるだけなんだぞ」とか、「そこでそういうことを言っては、おしまいなんだよ」「あなたは先生にそういう要求をしても、先生は、そういう要求には応えられないんだよ」などと、きちんと説明すると、アスペルガー症候群の子どもは素直に聞いてくれます。

ところが、ボーダーラインチャイルドの子どもに同じように注意すると、それまで全幅《ぜんぷく》の信頼をおいていたかのような態度だったものが、まったく突然、聞く耳もたないという反抗的な態度に変わります。こうした反応の違いは、私の臨床的な指標のひとつですが、アスペルガー症候群は根気よくかかわってある程度の関係性を築ければ、こちらの言うことを聞いてくれます。

母親を孤立させないで

ＡＤ／ＨＤの子どもの様子が世界で最初に公表されたのは『もじゃもじゃペーター』という絵本だと思います。ドイツの精神科医ハインリッヒ・ホフマンがかいたものです。その絵本のなかのひとつ、「じたばたフィリップのお話」は、ＡＤ／ＨＤの子とその母親の心理がよく表現されています。父親が「フィリップや、今日はおとなしく食事ができるかな」と言

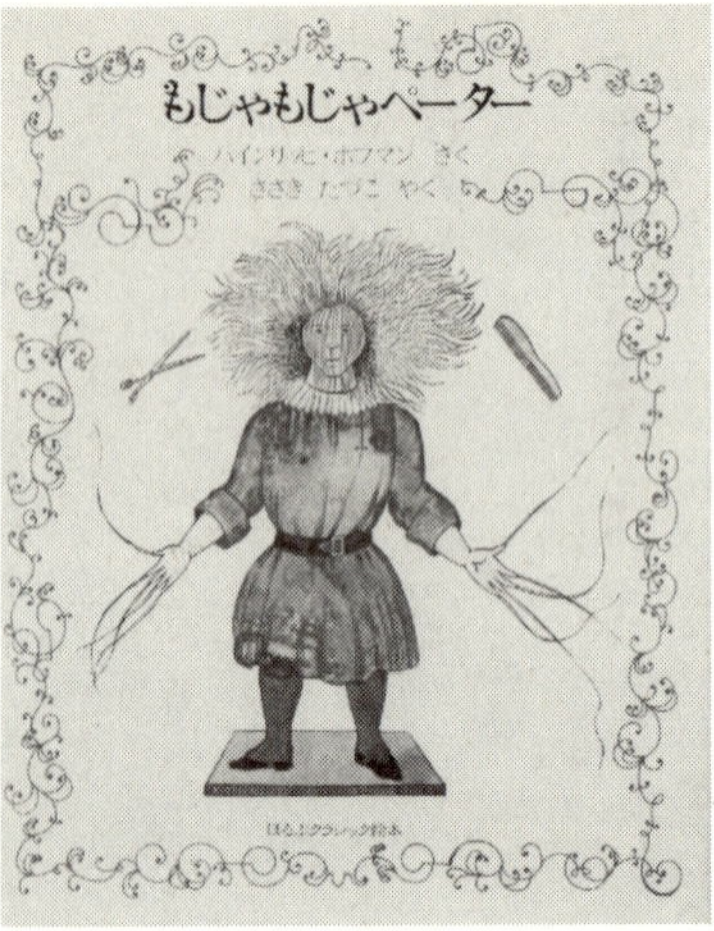

『もじゃもじゃペーター』（ほるぷクラシック絵本）

う場面がありますが、父親の隣で、母親がジロッとフィリップをにらんでいます。この表情は、AD／HDの子どもに手を焼き、うんざりしている心理状態をよくあらわしています。

アスペルガー症候群の子どもをもつ母親の多くも、おそらくこんな表情をしているのではないでしょうか。子どものあらわす症状が、しつけの問題なのか、障害なのかわからず、ひとりで悩みながら、幼稚園や小学校でトラブルを起こしてくる子どもの行動にうんざりしてしまうのです。しかも、夫は子育てに非協力的。姑《しゅうとめ》からは「母親のしつけがなっていない」と責められれば、不安やイライラは一気に膨れ上がります。

後になって、「小さいときに子どもと波長が合わず、かわいく思えなくなっていた」とふり返る母親もいます。また、密《ひそ》かに子どもが交通事故にあうことを願ったり、「この子がいなくなればと思ったことがある」と告白する親さえ少なからずいるのです。それほど、精神的に追いつめられているということでしょう。

ここまで母親を追いつめてきた背景には、原因のわからなさがあります。発達障害の原因は、先天性のものであることははっきりしていますが、一般の人が理解しているかどうかは疑問です。また、子どもの症状にくわしくない一般の精神科医では、アスペルガー症候群は発達障害のカテゴリーなのに、ボーダーラインチャイルドという人格障害のカテゴリーでとらえてしまうことがあります。

ボーダーラインチャイルドの原因は、親の養育態度に問題があるためとされています。しかし、最近は、ボーダーラインチャイルドは心理学的要因、発達障害は生物学的要因ときっぱり分けられるのではなく、どちらも関連し合っているのではないかという考えが登場してきました。子どもの発達は、先天性の要因だけでなく、親とのかかわりや社会、環境の状況が密接に関連して、複雑に絡み合っているのです。

いずれにしても、子どものこころの問題は、母親のせいばかりではないということを、母親自身も、それを取り巻く人たちも理解することが大切です。それが母親を孤立させない第一歩となるでしょう。

いざというとき踏ん張れる親に

現代の父親は、昔に比べると、子どもと遊ぶ時間をもつようになりました。それは喜ばしいことですが、子育てというよりも、友だち同士の感覚が強いように思います。

会津の藩校には「什《じゅう》の教え」というのがあり、そのいちばん最後に「ならぬものはならぬのです」というくだりがありました。これがいちばん重要な言葉なのだそうです。なるほどと思いました。現代の親に欠けているものがあるとすれば、だめなものはなんと言われようとだめだという、覚悟ではないでしょうか。

友だち感覚の親もよいのですが、子どもが成長していく過程には、ここいちばん親が踏ん張るときというのがあるはずです。「ならぬものはならぬ」と踏ん張れない、もっとも典型的な例は、家庭内暴力に悩む親たちです。父親も母親も一生懸命に子どものことを考えていますが、最後の最後、親が体を張ってでもがんばらなければならないとき、「お前、そんなに文句を言うのだったら、出ていけ」とか、「お前はお前で暮らしなさい」と言えないのです。

ある意味では、親が子離れをしていないのかもしれません。子どもを実際の年齢より低くみているという傾向もあります。子どもを突き放して、不良少年になり社会に迷惑をかけるようになったら困ると思い、なにも言えなくなってしまうのでしょう。子どもの人生は子どものものと、割りきって考えることができないようです。あるいはヘタに言うとかえって暴力がエスカレートすると心配します。それなら、精神科の女医さんたちは、あれくるっている高校生や青年と対応することができません。しかし、現場では気迫で立ち向かっています。体力ではなく精神力だと思います。

子どもが暴力をふるうには理由がありますが、いくら理由があってもやってはいけないことはやってはいけないのです。限度を超えた場合には、第三者に助けを求めることも考えておきます。隣近所の人でも、警察でもいい。恥ずかしいなどと言っている場合ではありません。子どもに、ある限度を超えたら、社会的な批判を受けるということも、経験させる必要があるのです。

そのように私が言うと、多くの親は「では、今度、先生に電話しますから、先生が警察に電話してください」と言います。後で子どもにわかったとき、「お父さんは警察に連絡なんかしていない」と言い訳できるからです。責任逃れではないでしょうか。

以前、子どもが暴力をふるって手がつけられないという連絡が来ると、家に行き、子どもと話し込むことがよくありました。このまま私が帰ってしまうと危ないと思うときには、とっ組み合いになりながらも、強制入院をさせることもありました。しかし、二、三日して面会にきた親は「お父さん、お母さんはこんな病院に入院させたくなかった。あの先生がやったのだ」と言うのです。

私が子どもととっ組み合いになり、ネクタイは引きちぎられ、ワイシャツは血だらけになっているのに、親はそれを黙ってみているだけです。なにもしません。子どもはそういう親の姿をよくみていて、自分にはなにも言えず、理不尽な要求をしても、親はどこまでも折れるということを知っています。

子どもを受診させようにも、家から一歩も出ようとしません。最近では、子どもを受診させるための業者も登場しました。いやがる子どもを病院に連れていくのはたいへんなので、お金を払って業者に頼むのです。ある意味ではクールな対応ですが、親として乗り越えるべきものを乗り越えていないように思います。

アスペルガー症候群の子どもの子育てにも、こうした踏ん張りどころが何回か訪れるかもしれません。自分の子がはじめてアスペルガー症候群と診断されたとき、多くの親はショックを受けます。と同時に育て方の問題ではなかったことがわかり、ほっとするとも言います。やがて、なんとか発達の遅れをとり返そうと必死になり、課題を次々とこなし、問題行動に対しても一生懸命対応しようとします。子どもが一進一退するたびに、親は一喜一憂し、精神的に疲れてしまうこともあるでしょう。

そうした段階を経て、親は子どもの障害を受容できるようになっていきます。そして、目の前の課題に背伸びして取り組むのではなく、将来を見通した現実的な対応をしようと思い始めるのです。

こうしたつらい道のりも、母親と父親がしっかりと手をとり合い、いざというときに逃げない覚悟をもって、学校や医療、福祉と連携していけば、なんとか歩んでいけると思います。

第七章　治療はどこまで可能か

治療プログラムは段階に応じて

これまで説明してきた発達障害の子どもは、しかるべき療育指導や治療をすることで、社会生活が送れるようになります。もっている才能をうまく伸ばしてやれば、一目《いちもく》おかれるような仕事をすることも可能です。

障害の実態を知らない善意の人は、理解し、受け入れることだけで問題が解決すると思いがちですが、アスペルガー症候群や自閉症は段階的で具体的な治療法が必要なのです。ただ、ボーダーラインチャイルドは、少々事情が違いますが……。

アスペルガー症候群や自閉症は、年齢とともにさまざまな症状があらわれます。治療は、その段階に応じておこなわれていきます。

◇第一段階——声かけとスキンシップ

最初の段階は、先天性の脳機能障害による、反応の乏しさがもっとも特徴的な症状です。時期としては一歳くらいまで。この時期では、子どもに話しかけ、肌に触れるようにします。耳からも目からも、皮膚からも、積極的に刺激を与えます。

段階に応じた治療プログラム

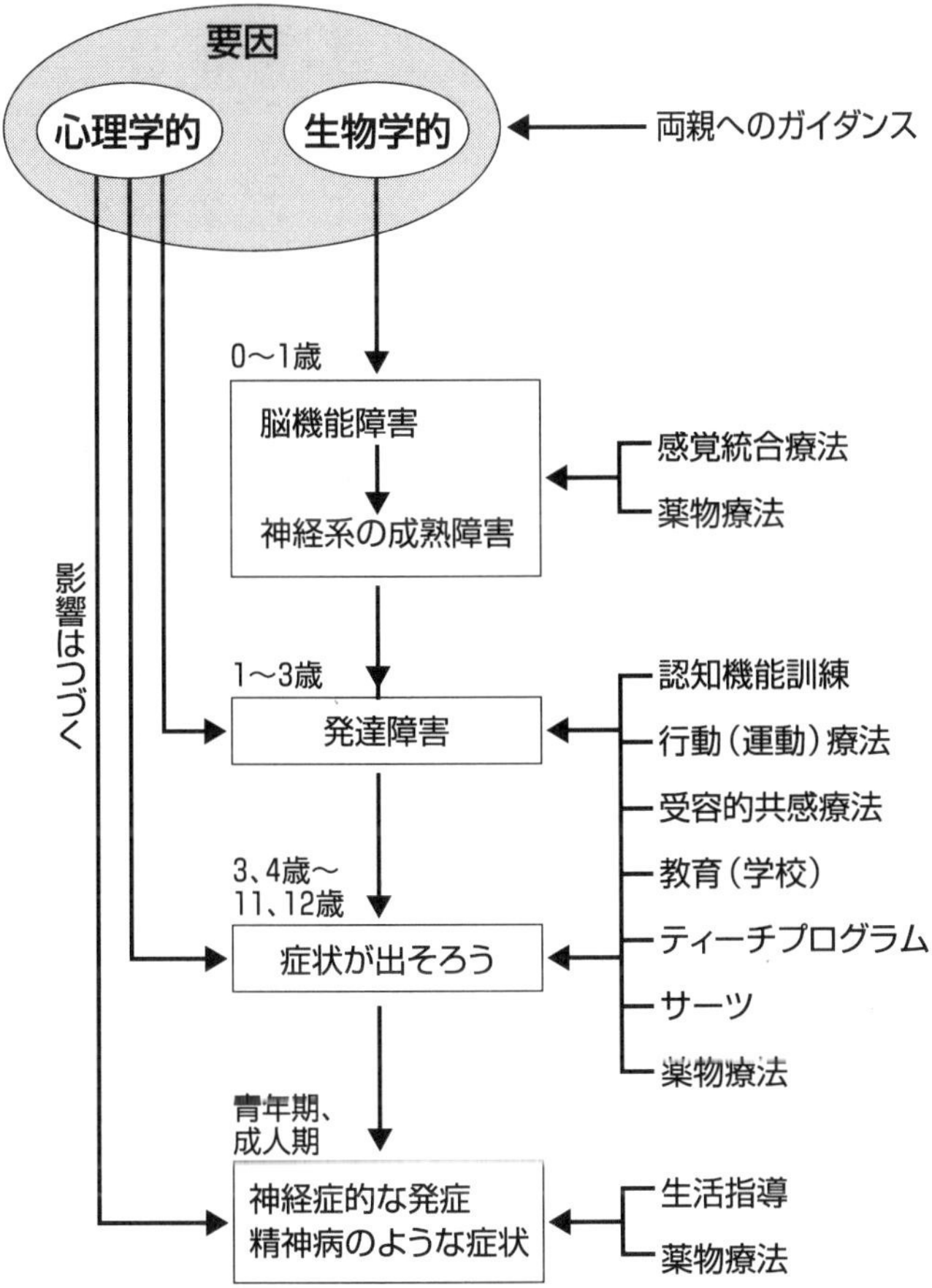

要因
心理学的
生物学的
両親へのガイダンス
影響はつづく
0〜1歳
脳機能障害
神経系の成熟障害
感覚統合療法
薬物療法
1〜3歳
発達障害
認知機能訓練
行動（運動）療法
受容的共感療法
教育（学校）
ティーチプログラム
サーツ
薬物療法
3、4歳〜
11、12歳
症状が出そろう
青年期、
成人期
神経症的な発症
精神病のような症状
生活指導
薬物療法

自閉症の子どもは反応に乏しいので、母親はあまり話しかけなくなってしまう傾向にあります。なにを言ってもニコッともしないし、ワッ、キャッなど、赤ちゃんらしい反応がないので、母親は言ってもむなしくなってしまうのです。だからといって刺激を与えないと、ますます症状は進みます。たとえ反応がなくても、普通の赤ちゃんと同じように、スキンシップをしながら言葉をかけることが大切です。母親だけでなく、父親や祖父母にも言葉かけをしてもらうとよいでしょう。

声をかけたり子どもの肌に触れるだけでなく、そのとき同時に、手足を動かすような運動をさせます。楽しんでできる運動、遊び感覚でできることをします。むずかしいことではなく、昔の日本では自然におこなわれていたような遊び、たとえば一、二歳ごろになると、ふとんを敷いて、寝る前に子どもたちがでんぐり返しをしたり、枕投げをしたり、押し入れから飛び降りたりしながら、ふざけ合って遊ぶような、じゃれ合うような遊びです。

これは感覚統合療法という、れっきとした治療法です。感覚統合とは、音や臭い、皮膚への刺激などを感じたとき、脳のなかで、行動や思考が適切におこなわれるように統合するプロセスのことです。

感覚がうまく統合されていないと、さわられるのをいやがったり、体の使い方が不器用になったりします。赤ちゃんのときに抱っこをされると反《そ》り返っていやがるのは、感覚統合が適切にされていないためです。

感覚統合を発達させるには、子どもの皮膚に触れ、語りかけながら、手足を同時に動かすというような、体と脳を同時に働かせるような運動が有効です。手と足を同時に動かすような運動とは、たとえば縄跳びや自転車に乗るといった運動です。

小さな子どもでは、声かけをしながら、やわらかなボールを使って、ボール遊びをするとよいでしょう。ボールをやりとりすることは、コミュニケーションでもあります。ボールがうまくつかめない子には、空気を少し抜いて、キャッチしやすいように工夫してやります。空気がパンパンに入っていると、はじいてしまって受けとれません。ちょっとした工夫ですが、子どもが成功しやすいように導いてやるのが大切です。せっかく治療をおこなっても子どものことを考えないと、子どもに失敗体験だけを教える結果になりかねません。

◇第二段階——特徴的な症状があらわれるとき

第二の段階は、発達障害があらわれ始める一〜三歳ごろまでの時期です。この時期には、ほかの子どもに無関心であったり、横目でものをみる、耳を押さえるといった自己刺激的行動や、同じことをくり返すような行動が目立つようになってきます。

ものと動作を関係づけるような声かけを、根気よくしてください。「おめはここ」「おてはここ」などと、自分の体を把握させるような遊びも有効です。

アスペルガー症候群や自閉症の子どもは外界からの刺激を取捨選択することが苦手なので、このころからまわりにある刺激を整理した環境をつくり、一対一で、一つひとつ教えていくことが必要になります。騒音は混乱を招きます。家庭では必要のあるとき以外、テレビは消しておいたほうがいいでしょう。

また、ほかの子どもと一緒に遊ばせ、子ども同士がどんな行動をとるのか、お互いに体験させることも意味があります。

とくにアスペルガー症候群の子どもには、運動が苦手であったり、ぎごちない動きが多くみられますが、リトミック運動（リズムに合わせて体を動かす）、水泳、ボール遊び、自転車遊びなど全身を使う運動をさせるとよいでしょう。

◇第三段階——集団生活をする

第三の段階は、三、四歳から一一、一二歳ごろまでに当たり、人づき合いが苦手で、こだわり行動が強く、言葉の使い方に違和感があるなど、症状が出そろう時期です。

幼稚園や小学校での集団生活で起こってくる問題を一つひとつ見極めながら、その場合の正しい対処の仕方をていねいに教えていく必要があります。まず基本的なあいさつを覚えさせる必要があるでしょう。「おはよう」「さようなら」「ありがとう」「ごめんなさい」といった、人間関係を保つために必要な言葉と、それを言う場面を具体的に教えてあげます。ただ説明するだけでなく、大人が実際にやってみせるとよいでしょう。

学習や生活指導などでは、後でくわしく説明する「ティーチ（TEACCH）プログラム」など、子どもが受け入れやすいような方法をとっていきます。

同時に、集団生活のなかでストレスをためこみやすいので、子どもたちのこころのケアもしていかなければなりません。学校で友だちから無視されたり、いじめられたりしている子が多いので、注意してみてあげてください。学校に行きたがらなくなったり、体にあざができていたり、サインはさまざまなかたちであらわれます。

◇第四段階——相談にのりアドバイスする

第四の段階は、青年期（中高生）の時期から成人期に当たります。一般的に落ち着きが出てきて、まとまった意味のある行動がみられるようになります。しかし、他人の気持ちを推《お》し量《はか》ることができないため、日常生活では対人関係で失敗しがちです。失敗したことはわかりますから、混乱や葛藤《かっとう》が起こり、うつ状態になる場合もあります。幻覚や妄想《もうそう》状態を示すこともあります。必要に応じて、抗不安薬、抗精神病薬などを用いることもあります。

なにに対して混乱し、困っているのかを見極めて、具体的なアドバイスをしていくことが大切です。できれば、その場その場で、すぐに教えてあげます。

子どもの治療をするときには、子どもの症状が、どの段階で出ているのか、どういう意味をもっているのかを見極めます。問題解決をスタートさせるための「入場券」としての症状なのか、誤った対応がつづけられることに対する「危険信号」なのか、劣悪な状況につぶされないようにするための「安全弁」なのか、慎重に観察と判断をしていくことが大切です。

これらは、アスペルガー症候群だけでなく、自閉症やAD/HDの場合でも、基本的に同じ内容です。いずれの場合にも、脳の機能障害という同じバックグラウンドをもっているからです。子どもの段階に応じたかかわり方を積み重ねていくことで、発達障害の症状を目立たなくし、社会に適応できるような技能や知識を身につけさせていくことが可能になります。

かつて注目されたキレート療法

では、アスペルガー症候群や自閉症を根本的に治すことは不可能なのでしょうか。

数年前、自閉症の発症には水銀が原因となっているのではないかという説が浮上したことがありました。自閉症と水銀の関係がとりざたされたのは、ＭＭＲワクチンというはしか、おたふくかぜ、風疹の三種の混合ワクチンに、防腐剤として水銀化合物が含まれていたからでした。このことは各方面で物議をかもし、アメリカでは「三種の混合ワクチンを接種してから発症した」という自閉症の孫をもつある下院議員の発言が、波紋を呼びました。

同時に、水銀化合物などの重金属をとり除く〝キレート〟を注射して、自閉症の原因となっている水銀化合物をとり除こうというキレート療法が注目を集めることになりました。〝夢の特効薬〟になるかもしれないと期待されたのです。

しかし、間もなく発表された研究では、自閉症の発症と水銀化合物には因果関係はないとされました。日本では一九八〇年代後半の三年間、ＭＭＲワクチンが使われていましたが、その間に自閉症の発症率が高くなったという報告はありません。

今では、「自閉症に効くらしい」といううわさの段階で終わってしまったキレート療法ですが、ときどき日本でも、テレビや一部のジャーナリストがとり上げ、自閉症の子どもをもつ親たちを混乱させているというのが現状です。

手術を希望する人もいるが

また、頭蓋骨《ずがいこつ》の手術も話題になっています。

頭の骨は三枚から成っていますが、先天的に頭蓋骨が三角形に尖《とが》ってみえる子どもがいます。それほど多い例ではありませんが、美容的整形外科手術をすることがあります。

沖縄の某県立病院の脳外科では、その手術によって自閉症が改善したという例を発表し、話題となりました。脳を内側からみてきた児童精神科医にとっては、脳の複雑な機能障害が、簡単な手術によって改善するとはにわかには信じられないことです。

こうした実験段階の治療をおこなうには、病院内の倫理委員会にかけ、倫理規定に則《のっと》ってからというのが決まりですが、以前、私たちがその病院に問い合わせたところ、当時の副院長は「倫理委員会には諮《はか》っていない」と認めました。

ただし、問題はここからです。その後、この手術についてまとめた論文が、日本小児脳外科学会から賞を受けました。一度は、倫理委員会に諮っていないことを認めた病院側は、いや倫理委員会には諮った、などと回答を二転三転させています。いったい事実はどうなのか、現在、日本児童青年精神医学会の倫理委員会が、日本小児脳外科学会に回答をもとめている最中です。

自閉症の子どもをもつ親とすれば、藁《わら》にもすがる思いですが、倫理規定に則らず先走りするような治療は、きわめて問題のあるものと考えずにはいられません。困ったことに、自閉症の子どもをもつ親たちからの要望が高まり、東京都内のある医療機関でもこの手術がおこなわれると聞きました。わが子を思う気持ちは理解できますが、根拠のない治療に翻弄《ほんろう》されるのは、もっと大きな悲劇を生む可能性があります。

二重診断がついている場合には

自閉症やアスペルガー症候群、AD／HDの子どもたちは、脳の機能障害が背景にあり、その症状はよく似ています。次ページの図のように、AD／HDの不注意・多動・衝動性という特徴は、多くの発達障害のベースになっていて、自閉症やアスペルガー症候群の子どもも大なり小なりもっています。精神遅滞やLDも、自閉症と重なる部分があります。むずかしいのは、その境界にあるような症状を示す子どもで、なかなか診断がしにくい場合があり

発達障害の関係

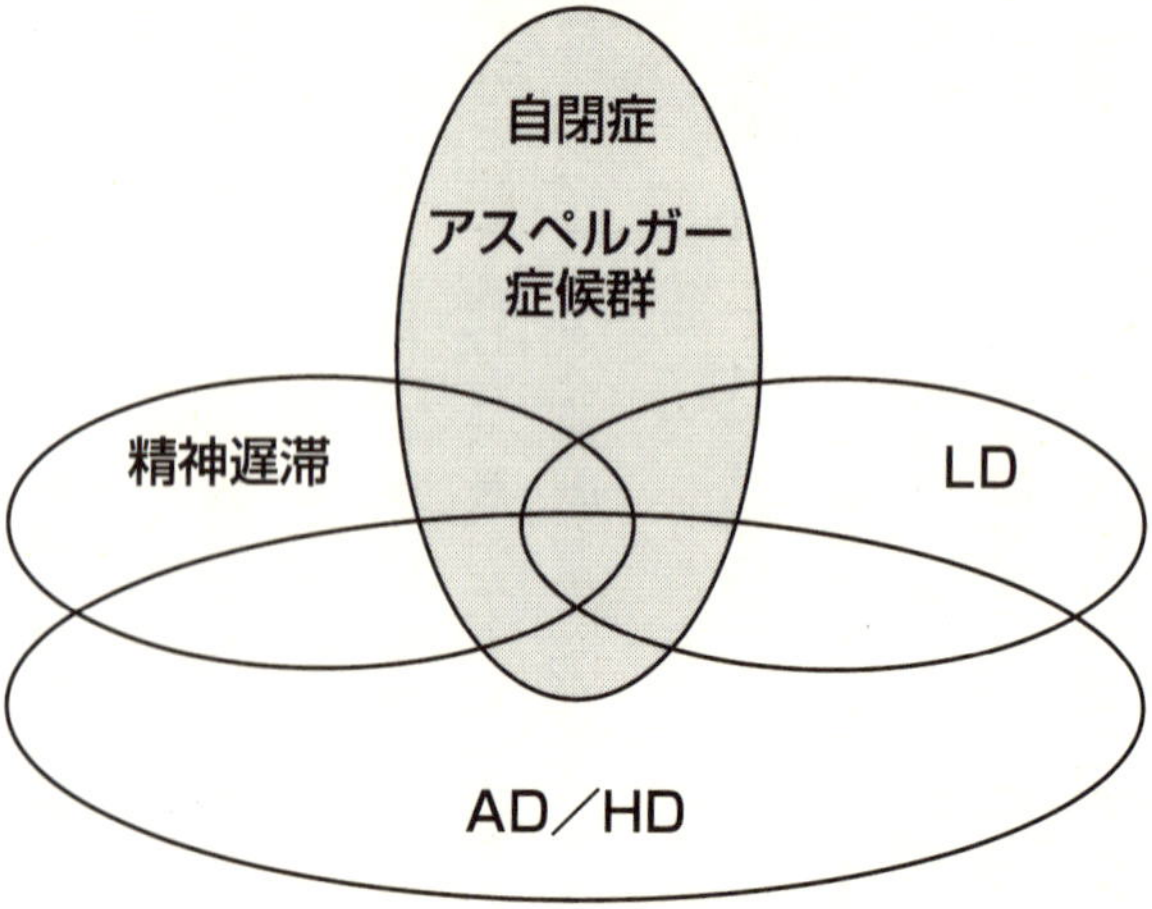

ます。

いくつもの障害が重なり合ったとき、なにをメインにして治療すればよいのかという疑問がわいてきます。AD／HDの症状があるからといって、すべてAD／HDと診断してしまうというのも乱暴でしょう。

多くの場合、AD／HDの症状をもっていたとしても自閉症の特徴がみられたら、自閉症と診断します。AD／HDの多くは大人になると症状が軽減していきますが、自閉症は基本的に一生つづくからです。

精神遅滞の場合には、軽度の場合と重度の場合で分かれます。軽度の精神遅滞の場合なら、軽度精神遅滞とAD／HDとの診断をして、普通はAD／HDの治療をまずおこなって、ある程度の落ち着きがみられてから、精神遅滞の療育指導をしたほうがいいでしょう。

重度の精神遅滞の場合は、ＡＤ／ＨＤと診断する必要はありません。重度精神遅滞として、ずっと将来のことまで考えて、継続的な治療や療育指導をしていかなくてはならないからです。

では、ＬＤとＡＤ／ＨＤとの関係はどうでしょうか。ＬＤ――学習障害という概念と、ＡＤ／ＨＤに含まれる行動障害という概念は、別々に派生してきたものですが、一九六〇年代にはこの二つをコインの両面のように考えるようになりました。つまり、運動・行動からみればＡＤ／ＨＤですが、学習の面からみればＬＤというわけです。実態は同じですが、診断的にはＬＤとＡＤ／ＨＤの二重診断をするほうが妥当です。

ＬＤを専門にしている教育心理学者は、ＬＤのチェックリストを出していますが、じつはこれはＡＤ／ＨＤの行動チェックリストです。教育心理学者たちは、目の前の子どもの症状に教育という点からしか光を当てていないので、ＡＤ／ＨＤの子どものことはまったくみえていなかったのです。これが誤解と混乱を呼びました。

また、二つ以上の障害が同時に存在するような場合があります。おおもとの障害があり、別の障害が加わった場合、症状だけをとり出して診断すると、二つの診断名がついてしまいます。たとえば、統合失調症の人が長い経過のうちにうつ病になると、統合失調症とうつ病という二つの診断名がつきます。すると、この人はどちらの診断名を優先させて治療すればよいのかといった疑問が出てくるでしょう。

この場合、通常は統合失調症を基本に考えて、その人の社会的な適応の仕方によって、うつ状態になったのだととらえ総合的な治療をしていきます。うつ病だけを治療しても、その基盤となることに目を向けなければ問題は解決しません。

発達障害の人が、うつ病などを併発した場合も同様です。基盤になっている発達障害を考えて、うつ病を発症した心理的メカニズムを考えながら総合的な治療をしていきます。

広まっているティーチプログラム

最近では、アスペルガー症候群や自閉症などの子どもたちに対する教育や生活指導などのいろいろな場面で、「ティーチプログラム」という方法がとり入れられています。

ＴＥＡＣＣＨとはTreatment and Education of Autistic and related Communication handicapped CHildren（自閉症と自閉症に関連したコミュニケーション障害をもつ子ども

の治療と教育）の略で、アメリカのエリック・ショプラーによって開発されました。

アスペルガー症候群や自閉症の子どもは、ものごとのとらえ方が独特なので、それに合わせて環境を整えれば、障害を克服できるのではないかという考え方に基づき、子どもたちとの具体的なコミュニケーションの方法を体系化したものです。

その内容の骨格は、つぎのようなものです。

①場面の構造化
②安定したスケジュール
③学習や作業の手順を具体的に示す
④視覚的にわかりやすい指示を与える
⑤決まった手順をふむ
⑥実際の作業の流れを身につけさせる

ショプラーのいるノースカロライナ州では、州全体にティーチプログラムをとり入れ、ここで暮らすアスペルガー症候群や自閉症の子どもたちは小学校で教育を受けるときも、医療や福祉的援助を受けるときも、学校を卒業後、仕事をするときも、一貫して同じ対応を受けています。

この方法は、あっという間に世界中に広がり、現在、多くの国々で実践されています。日本でも、療育や教育の場で、とり入れるところが多くなってきました。

しかし、ノースカロライナ州での取り組みと違うのは、ティーチプログラムをとり入れているところがまだ限られているということでしょう。小学校に入る前は、この方法でおこなっていたのに、小学校に入ってからは別の方法をとるようになり、しかも学校によっては担任が替わるたびにやり方が変わってしまい、子どもが混乱するという現実もあります。

構造化とは情報を整理すること

ティーチプログラムのもとになっている「構造化」という考えは、かつて日本でも、現場の医師や教師が工夫しながら取り組んできたことでした。構造化とはなにかを説明する前に、なぜ構造化が必要なのかについて、もう少し説明しておきましょう。

アスペルガー症候群や自閉症の子どもたちは、ささいな音にも気が散って集中することができず、不安になったり、耳をふさいで外界の刺激を遮断してしまうことがあります。また、聞こえないわけでも言葉が理解できないわけでもないのに、なぜか言葉での指示が伝わらないことがあります。敏感なようでいて、鈍感なところがあるのはなぜでしょうか。

通常、私たちは、さまざまな情報にさらされて生活していますが、不必要な情報に対してはバリアを張りめぐらせることによって、必要な情報だけを入力させています。すごく騒がしい駅や電車のなかでも、いっしょにいる人の話が聞きとれるのは、駅のアナウンス、雑踏の声、足音、電車の振動音などを、脳のなかで切り捨てて、意識しないようにしているからです。

アスペルガー症候群や自閉症の子どもたちは、脳の機能障害があるので、外界からの情報に対しての反応が一定ではないのです。小さな音にも耳をふさいで防御したり、耳元で大声で叫んでも聞こえないことがあるのは、このためと考えられます。奇声を上げたり、自傷行為をするのも、ほかからきわだった、特有のわかりやすい刺激を自分でつくり出しているのかもしれません。

こうした子どもたちは、同年代の子どもたちが四〇人もひしめき、がやがやとおしゃべりしたり、机やいすをガタガタさせ、教師は黒板にカツカツと音を立てながら文字を書き、何かを話している教室に、突然、ひとりで放り込まれたらどんな状態になるでしょうか。しかも音だけではありません。教室内には、子どもたちが描いた絵やポスター、テレビや花瓶など目から入るさまざまな情報があります。さらに、隣の教室で話す教師の声が聞こえてきたり、学校の外から車の走る音なども聞こえてくるかもしれません。

そんなときに、発達障害のある子どもたちに対して「必要な情報はこれですよ」と示してあげるために、要らない情報にはバリアを張ってしまうのが「構造化」なのです。情報を整理し、安心できる環境を整えてやることです。

たとえば、学習に集中できない子どもには、ついたてを立てて仕切り、余分なものはみえないようにします。言葉で伝わらない場合には、絵や文字を書いて、視覚情報として与えます。アスペルガー症候群や自閉症の子どもたちは、聴覚情報よりも視覚情報のほうが上回っていることが多いからです。

空間も構造化します。この場所は学習するところ、この場所は食事をするところ……というように、場所と目的を結びつけて、なにをすべきところかを明確にしておくことです。アスペルガー症候群や自閉症の子どもは、ここでやっていた作業を、向こうでつづけなさいと言われると非常に混乱するということは、先に述べました。

また、学習の場面では、どんな内容の課題を、どれだけの時間をかけてやるのか具体的に示し、小さな課題を一つひとつおこないながら、やり終えたらそのつど、やり終えた課題がどれだけ蓄積したかを確認するという方法をとるのも、学習の構造化です。

こうした構造化の理念に基づいて、子どもたちの能力や個性に合わせながら、彼らの不得意なところを補ってあげると、学習や生活指導、社会への対応の練習などがスムーズにできやすくなるのです。

マニュアルどおりは、落とし穴も

ところが、構造化の理念を理解せず、かたちから入ると間違うことがあります。自閉症の子どもだからといって、なんでも周囲をついたてで囲んでしまうと、まるでゲートインした競走馬のような状態になってしまいます。

ティーチプログラムは、構造化の理念をもとにして、子どもたちへの対応をこと細かに示したいわばマニュアルです。ハンバーガー店もそうですが、アメリカ人はシステムとして体系化し、マニュアル化するのが上手です。マニュアル化されると、だれでもとり入れやすいので、あっという間に広がります。日本の教師も、こうしたものがなければなかなかティーチプログラムをとり入れられなかったでしょう。

しかし、マニュアル化の欠点は、ただのものまねに終わってしまう危険性があることです。ハンバーガー店の店員は、客が来たら「いらっしゃいませ」と言いますが、こころがこもっていなくてもかまいません。ある喫茶店では、注文したものをもってくる際、「大丈夫ですか」と客に確認することになっているようです。「ご注文された品は全部そろいましたか」とか「よろしいですか」と言えばいいのに、「大丈夫ですか」というのは非常に不思議な日本語です。それを考えず、ただ上から言われたことをまねし、疑問さえもちません。

ティーチプログラムも、ショプラーがなぜこの理論を考え出したのかを理解し、ときに疑問ももちながらおこなわなければ、ただのものまねに終わってしまうでしょう。

それ以上に私が問題だと思うのは、アスペルガー症候群や自閉症の子ども自身をマニュアル化してしまうということです。彼らはもともとマニュアル化しやすい特徴があるので、ワンパターン化したプログラムでやることが、本当に治療になるのかということです。アスペルガー症候群や自閉症は、生物学的な要因が中心だといわれていますが、少なくともティーチプログラムはその原因に迫るような治療プログラムではありません。

このような発言をすると、ティーチプログラムを実践している人たちからは、「実践していない人は口を出さないでほしい」というような反感をかってしまうことがあります。しかし、ティーチプログラムの理念を実践しているアメリカの研究者からは「そんなふうに考えるのは当然です。私たちも原因療法に近づけたいと思って、専門家を育て、研究をスタートさせたところです」という答えが返ってきます。

なにより、開発したショプラー自身が「ティーチプログラムには本当に効果があったのか、なかったのか、今、有効性を議論し始めている」と語っています。

どんな治療法も、突き詰めれば原因療法ではありません。ウイルス件の病気は、ウイルスが原因とされていますが、ウイルスに感染したときに発症する人としない人がいるのはなぜかということは科学的にまだ解明されていません。すべては推論の域です。まして発達障害の原因は、ほとんど解明されておらず、原因に迫る治療法が登場するのはまだ先のことになるでしょう。だからこそ、療育や教育の方法を試行錯誤することが大事なのです。

注目され始めたサーツモデル

今、アメリカでは、子ども自身が障害を認め、苦労して悩みながらも乗り越えていけるような心理療法を導入した社会技能訓練が注目されています。サーツモデルという方法です。

これは京都大学の十一元三《といちもとみ》教授が日本に紹介した新しい治療プログラムです。サーツ（S

CERTS）モデルは、Social Communication, Emotional Regulation and Transactional Support／交流的「対人コミュニケーション・情動安定」支援モデルの略です。この治療は、基本的には、子どもの自己選択によって自発性・能動性・表出性を失わせないようにし、子ども自身が自分のコミュニケーション行動が有効に働いていることを実感できるようにすることです。そして同年齢の子どもたちとの学習場面を活用するのも特徴です。

実際には、①対人的コミュニケーション、②情動安定化、③交流型支援の三つの領域でおこなわれます。

---

①対人的コミュニケーションは、まず、ほかの人と交流する場面で、注目や関心を相手と同じ方向へ向けて、コミュニケーションのずれを少なくします。

②情動安定化は、緊張やパニックを少なくし、刺激に対する反応の仕方を通常のレベルに保つようにします。

③交流型支援は、子どもにわかりやすい視覚的教材を用いてカリキュラムを工夫し、セラピストは子どものレベルに合わせた言葉づかいや対応をします。親が自分の子どもの成長を支援できるように指導し、自信をもってもらえるように配慮します。

うつ病の認知療法に似ており、「君はそう思っていても、相手はそう思っていないかもしれないよ」などと、ものの見方や考え方の歪《ゆが》みに気づかせようとします。臨床の場にいる児童精神科医にとっては、受け入れやすく、今後、日本でも広まっていくかもしれません。近近、サーツモデルの解説ビデオが翻訳されるとのことです。

間もなく始まる特別支援教育

発達障害の子どもたちは、おかれる環境や周囲の対応によって、状態が変化します。ですから、日常生活の多くを過ごす学校での環境づくりと対応は、非常に重要な問題です。

学校には、通常の学校のほかに、特殊教育学校があります。視覚障害の子どもは盲《もう》学校、聴覚障害の子どもは聾《ろう》学校、知的障害の子どもや肢体不自由の子どもは養護学校などで障害に応じた教育を受けることができます。また、弱視や難聴、知的障害、肢体不自由、病弱、言語障害、情緒障害などの子どもたちは、通常の学校のなかにもうけられた特殊学級などでも教育を受けることができます。

しかし、身体的障害もなく、知的機能に障害がない高機能自閉症やアスペルガー症候群の子どもたちには、特別な対応はとられてきませんでした。

そんななか、文部科学省が発表した平成一九年度からスタートする「特別支援教育」は、これまであまり対応されてこなかったアスペルガー症候群や高機能自閉症、ＡＤ／ＨＤ、ＬＤの子どもにもスポットを当てています。

「特別支援教育」は、従来の枠組みを改変し、障害のある子どもの能力や個性に合わせて、適切な個別的教育支援をおこなうというものです。軽度の発達障害の子どもを支援していこうという視点はいいと思いますが、もちろんこれで解決するわけではありません。

障害児教育のあり方を示すメインストリーミングという考え方は、アメリカで二〇年ほど前から登場しました。これは、子どもにいろいろな障害があっても、普通の子どもたちと生活を共有する場をつくり、どうしても普通の子どもと同じように進んでいかない部分は特別に対応していくというものです。障害児教育にとっては理想的な考えです。

日本の「特別支援教育」も一見似ていますが、発想がまったく異なるように思われます。養護学校を運営していくには非常に多くの費用がかかり、しかも近年は、定員割れを起こしています。ですから経済効率からの発想が感じられてなりません。

軽度の発達障害の子どもも通常学級で教育するという理想はいいのですが、それを本気で実現するには、一クラスの在籍数を二〇人以下に減らして、十分に訓練を受けた教師が担当することが条件になります。しかも、発達障害やこころの問題にもくわしい専門家がスーパーバイザーとしてサポートするのがより望ましいでしょう。現在の四〇人前後の学級で、障害児に興味も関心も経験もない教師が、突然、特別支援教育をといわれても戸惑わないほうが不思議です。

スーパーバイザー役とされている養護学校の教師にしても、病弱や肢体不自由、知的障害、視聴覚障害のある子どもについての知識と経験はあるのかもしれませんが、軽度の発達障害についてはほとんど知識や経験はないでしょう。ある母親が「うちの情緒障害学級の先生は、編み物や読書をしていて、時間になるとすぐに帰ってしまう」と怒りをあらわにしていましたが、なかには、定年までの腰掛けで、子どもに積極的にかかわろうとしない教師がいるのも現実です。

教師に熱意があったとしても、実際にどう対応するのか大きな不安があるでしょう。現状でも、ＡＤ／ＨＤの子どもがひとりいるだけで、学級は大騒ぎになります。まして、まだあまり知られていないアスペルガー症候群の子どもに対しては、どんな障害であるのかという説明すら理解されにくいのです。さらに、普通の子どもやその保護者にも、発達障害について理解してもらうには、非常に時間がかかります。

最近は社会的な風潮なのか、なんでも上意下達《じょういかたつ》ですんでしまいます。トップの人間が意見を言えば、下の者はすべて従うという傾向が強くなっているように感じます。

私も校長を兼務していましたが、職員会議で意見を言うときには、「これはみなさんとまったく同等の意見として聞いてください」とことわってから発言することにしていました。織田信長のような天才ならともかく、こと教育については、トップがすべてを決めるというのは危険なことです。

こうした現実と、普通学級で軽度の発達障害の子どもを指導するという理想の間には、大きな隔たりがあります。平成一九年度のスタートまでにどれだけの基盤整備ができるのか、非常に危惧《きぐ》されるところです。

本当の理解者、「知音《ちいん》」

アスペルガー症候群や自閉症の子どもたちとつき合っていると、彼らのきまじめで独特な考え方や感じ方が、とても魅力的に感じられることがあります。一般の人が聞けば、「バカにしている」「変わっている」と腹を立てることでも、彼らの感じ方や考え方を知ると、なるほどと頷《うなず》いてしまうことも多々あります。

人づき合いが苦手という彼らも、非常に義理堅いところがあり、アルバイトをしてはじめての給料で買った一本の缶ビールを、私にもってきてくれるというような気遣いをみせてくれることも珍しくありません。大学に進み、社会に出て仕事をもち、立派に社会生活を送っている人はたくさんいます。考え方がワンパターンになりがちであったり、風変わりなところがあり、周囲の人と小さなトラブルがありますが、それは障害者だけでなく、一般の人でも同じことです。

恋愛が苦手というアスペルガー症候群の人でも、結婚している人はたくさんいます。残念ながら、私が受けもった人たちにはまだそのような例はありませんが。もし、あったとしても、結婚式には招待されないでしょう。「こちらは、新郎を長らくみていた児童精神科医の先生です」と紹介されるとは考えにくいからです。

以前、私は南紀白浜を観光したことがあり、南方熊楠《みなかたくまぐす》記念館を訪ねました。彼は民俗学者であり、博覧強記《はくらんきょうき》の天才、奇人として知られています。膨大な資料を収集し、ロンドンの研究者と渡り合って大論争をしたほどです。中国の革命家・孫文《そんぶん》とも交流があり、孫文は彼のことを「知音」と呼んだと、記念館の一角に解説がありました。二人の交友にこころ打たれつつ、知音とは、なんだろうと気になりました。

知音の由来は、中国の春秋時代の話からとられているそうです。春秋時代、伯牙《はくが》という琴の名手がおり、その人の琴の音色の価値を、鍾子期《しょうしき》という人だけが知っていました。鍾子期は、伯牙が弾く琴の音色の微妙な変化で、伯牙の心境がわかったといいます。その鍾子期が亡くなったとき、伯牙は琴の弦を断ち、これで私を本当に理解してくれる人がいなくなったと嘆きました。知音というのは、「音を知ってくれる人」という意味が転じ、自分のこころをよく理解してくれる人、こころの友という意味をあらわしているのです。

社会に出て、自立した生活を送っているアスペルガー症候群や自閉症の人たちはたくさんいますが、彼らには、こころから理解してくれる友人、「知音」が欠けているのだと感じます。ひとりでも自分をよく理解してくれる人がいれば、どんな荒波も乗り越えていける力がわいてくるものです。

人生は帳尻が合っている

南方熊楠という人は、奇人といわれるだけあり、統合失調症に近いようなところがあったようです。本人も自分のなかにある手に負えない部分に気がついていて、学問に没頭することによって、思考が散乱することを防いでいました。あの膨大な研究と収集した資料は、そうした彼の、そうせざるをえない必死の生き方の証《あかし》だったのです。まさに大天才です。

アスペルガー症候群や自閉症の人たちも、必ず得意なものをもっています。そのいい面を、子どものころから伸ばしてあげることが大切です。自閉症では絵の才能をもつ人が多くいますが、ある知的障害をともなう自閉症の子は、単純な色づかいで抽象画を描き、それがとても人気を呼んでいます。作業所で、芸大出身の人から絵の指導を受けたのも幸運だったのかもしれません。彼女は、いつもにこにこして、ひたすら絵を描き、人生を楽しんでいます。

イリングワースの著書『才能の発見』（岩崎学術出版社）を読むと、歴史上に名を残した天才や偉人、大悪人は、じつに千差万別の家庭環境で育っています。バーナード・ショーは放任主義の親に育てられ、チャップリンは虐待されていたといいます。どんな親に養育されようと、子どもの問題が百パーセント親のせいとはいえません。反対に子どもが先天的な障害を抱えていても、その後の対応によって、幸せな人生を手にすることも可能です。

天才といわれる人は、狭い領域で突出した才能をもっていても、人間としてその人を評価すると、個人的につき合いたくないという場合もあります。端《はた》からみれば平凡で、突出した才能はなくても、非常にこころが広く、深い人間性をもった人もいます。人間は一方向から光を当てただけでは、評価できないのです。

多くの子どもたちをみていていつも感じるのは、人生は帳尻が合っているということです。子どものころにさんざん好き勝手なことをしたような人が、後になってから非常に苦労する人生を送ったり、子ども時代、ガキ大将で親を困らせていた人が親思いの立派な大人に成長していることもあります。人生は、いつなにが起こるかわかりません。しかし、最後に人生をふり返ってみると、結局は帳尻は合っているのです。

今、子育ての最中で、子どもが毎日、問題行動を起こし、非常に手こずっている場合でも、この子がいるから父親と母親が仲良くし、家族がまとまっているのかもしれません。目の前の子どもが与えてくれるものは、今はわからないけれど、将来はなにか意味のあるものに変わっているかもしれません。

あとがき

私が自閉症の子どもたちとかかわるようになったのは、昭和四〇年ごろからです。北海道大学付属病院精神科病棟に、まわりの人々にはまったく関心を示さず、母親にしがみついて離れない四歳の女児が入院してきました。その子どもは、マーガレット・マーラーが提唱した「幼児共生精神病」ときわめて類似した状態を示していました。しかし、私たちにはなすすべもなく、母子は虚しく田舎へ帰っていったのです。

そのころから、多くの自閉症の子どもたちが、私の外来を訪れてくるようになりました。間もなく私ひとりでは自閉症児の療育指導をつづけることが困難となり、昭和四二年、北大教育学部の仲間の協力を得て、老朽化した北大幼稚園を期限付きで借りて、今でいうデイケアを始めました。五里霧中《ごりむちゅう》の毎日でした。従来のカウンセリングやプレイ・セラピー、当時、日本に導入された行動療法にも限界がありました。私たちの療育指導は大きな暗礁に乗り上げていました。

ちょうどそのころ、未熟児網膜症《みじゅくじもうまくしょう》が社会的な問題となり、熱心な盲学校の教師たちに頼まれ、視覚障害乳幼児の指導場面として北大幼稚園を提供することになりました。その視覚障害児の早期療育指導から、多くのことを学ばせてもらったのです。個別的なかかわりを重視し、一人ひとりの子どもに合った課題・教材を手づくりで準備し、子どもの自発行動を最優先する方法が、しだいに定着していきました。

このような私の臨床経験のなかで、重度重複障害児の療育を献身的におこなう素晴らしい教師たちに出会うことができました。今でいう「強度行動障害」の子どもに頭突きをされたり、蹴飛ばされながらも辛抱強く子どもとかかわり続ける多くの仲間とともに、市立札幌病院附属静療院児童病棟をもちこたえることができたと思います。

当時と比べると、子どもたちの様子はだいぶ変わりました。今の日本の青少年の状況はというと、ある意味で、きわめて奇妙な現象ばかりのようにみえます。子どもの訴えに耳を閉ざす親や教師たち、教育の真の意味を見失った学校教育、一流レストランでの食事や高級ブランド品を得るために援助交際をつづける少女たちなど、日本の社会はどこかで道を見失ったのではないだろうかと思うほどです。

平和と豊かさを謳歌《おうか》する日本の子どもたちの、じつにささやかな問題とも思えますが、目の前で親を殺害されるルワンダや国家の基盤を失ったボスニア・ヘルツェゴビナ、さらには激しい民族紛争に悩むコソボよりも、本当はもっと根の深い病理を抱えているのかもしれないとも思います。

けれど、子どもの本質はまったく変わっていないのです。純粋で、素直で、おもしろく、生き生きとしています。どの子もみな、すばらしい潜在能力をもっています。

私は、東海大学付属相模中学校・高等学校の校長として、短い二年間ではありましたが、中高生とともに過ごす貴重な機会をもつことができました。本書のなかでも触れたいくつかのエピソードからご理解いただけるかと思いますが、じつにほほえましい子どもたちとの出会いでした。全校集会のときには、短い時間で私の考えをいかに伝えることができるのか、毎回のように悩んでいたものです。

「命の尊さ」「青春とは」「人生、いかに生きるべきか」「こころの友」「志を高く」など、講話メモを読み返すと、そのときどきの生徒たちの様子や反応がまざまざと浮かんできます。

校長としての最後の年の卒業証書授与式の答辞で、生徒から「校長先生がいつもお話しくださった命の尊さと高い志をもつことの意味を、これからの人生のなかでかみしめていきたい」と言われたときには、涙があふれてとまりませんでした。まさに、「素晴らしきかな青春」です。

思えば、私は子どもたちの笑顔にささえられていました。そして、私たち大人は、子どもたちを守ってやらねばなりません。子どもにもっと目を向けることと、子どもとのかかわりを楽しむことを、まず心がけたいと思います。

本書を上梓することができたのは、私の講演記録や論文を巧みに整理していただいた新保寛子氏によるところが大です。深甚の感謝を捧げたいと思います。

山崎晃資

二〇〇五年四月

山崎晃資

1937年、北海道に生まれる。北海道大学大学院修了。北海道大学医学部精神科、市立札幌病院静療院児童部長、東海大学医学部教授を経て、2005年3月まで東海大学付属相模高等学校・同中学校校長、東海大学教育研究所教授。現在は日本児童青年精神医学会監事、国際児童青年精神医学会顧問などを務める。子供の生活研究所、愛光病院で臨床にも当たる。児童精神科医。専門は、児童青年精神医学、乳幼児精神医学、発達障害児学。

著書には『子育て不安の処方箋』(東海大学出版会)、『子どもが「怖い」大人たちへ』(著・監修/東海大学出版会)、『子どもと暴力』(著・編集/金剛出版)、『心の家庭医学』(編集/保健同人社)などがある。

講談社＋α新書 248-1 B

発達障害《はつたつしようがい》と子《こ》どもたち

アスペルガー症候群、自閉症、そしてボーダーラインチャイルド

山崎晃資《やまざきこうすけ》

2005年5月20日第1刷発行

発行者——野間佐和子

発行所——株式会社 講談社

東京都文京区音羽2-12-21 〒112-8001

電話 出版部(03)5395-3527

販売部(03)5395-5817

業務部(03)5395-3615

写真——世界文化フォト

デザイン——鈴木成一デザイン室

カバー印刷——共同印刷株式会社

印刷——慶昌堂印刷株式会社

製本——株式会社大進堂

落丁本・乱丁本は購入書店名を明記のうえ、小社業務部あてにお送りください。

送料は小社負担にてお取り替えします。

なお、この本の内容についてのお問い合わせは生活文化第一出版部あてにお願いいたします。

Printed in Japan ISBN4-06-272314-X 定価はカバーに表示してあります。